**암세포도 3일만에 없어질 수가 있다!**

# 기적의 채소, 야채 수프

## 47가지 치료방법

다테이시 가즈 지음  생활건강 연구회 편저

해피&북스

기적의 채소, 야채 수프 47가지 치료방법

초판 1쇄 - 2011년 7월 31일

지은이- 다페이시 가즈 지음  생활건강 연구회 편역
펴낸이- 채주희
펴낸곳- 해피앤북스

주 소 - 서울시 마포구 신수동 448-6
등 록 - 제10-1562호(1985. 10. 29)
전 화 - 02) 323-4060 322-4477
팩 스 - 02) 323-6416
메 일 - elman1985@hanmail.net

값 12,000원

* 이책에 대한 무단 전재 및 복사를 금합니다.

* 잘못된 책은 구입하신 서점에서 바꾸어 드립니다.

ISBN 978-89-5515-423  13810

# 기적의
## 채소, 야채 수프
### 47가지 치료방법

이책을 읽기 전에

　현재 가장 큰 붐을 일으키고 있는 것이 바로 채소, 야채수프이다.
　즉 "채소, 야채수프는 만병에 듣는다."라는 말이 유행어가 되어 있다. "말기 암으로 얼마 살지 못할 것이라고 의사로부터 선고된 환자가 채소, 야채수프만 먹고 암을 극복했다." "당뇨병이나 C형간염 등 현대의학으로 완치될 수 없는 만성병이 채소, 야채수프를 먹고 거짓말처럼 회복되었다."라는 말들도 있다.
　지금까지 붐을 일으킨 식이요법이나 건강요법은 수없이 많았지만, 채소, 야채수프는 그런 것과는 전혀 다르다. 다시 말해 인간의 몸을 철저하게 연구하여 지금까지 상식으로 정착된 의학의 근본적인 잘못을 극복한 것이다.
　하지만 야채는 우리가 생각하기에 흔해빠진 식품으로 치부하고 있지만 이 속에는 인간생명의 근원이 들어 있다. 그래서 사람들은 오랫동안의 연구에 연구를 거듭하고 오랜 경험을 바탕으로 채소, 야채수프의 진리를 터득하게 되었다.

특히 이 중에서 채소, 야채수프를 보충하는 현미차 등의 이용법이 완성되었던 것이다. 그렇지만 이 건강법 중 일부분은 현대의학상식과 정면으로 배치되는 것도 있다. 따라서 이 책에 나오는 채소, 야채수프는 보편적인 것들만 발췌하여 소개했다.
 채소, 야채수프요법은 인간의 몸을 구성하고 있는 물질을 먼저 인식한 후 화학적으로 어떠한 모양으로 건강이 유지되고 있는가를 고찰한 것에서 시작한 것이다. 그리고 채소, 야채수프의 이로운 점들은 건강에 대한 강의나 강연회를 통해서 수많은 사람들에게 알리고 있으며, 이와 동시에 의학상식이나 영양학적 잘못을 지적하기도 했다.
 그 결과 사람들은 채소, 야채수프가 많은 도움이 된다고 생각했고 사람들의 입에서 입으로 구전되면서 큰 붐을 일으키고 있다. 따라서 많은 사람들에게 애채수프의 장점들이가 널리 알려지기는 했지만 한편으로 잘못된 지식으로 혼란에 빠졌을 경우도 있었을 것이다.

예를 들면 경우에 따라 채소, 야채수프의 효과를 충분히 누린 사람들도 있겠지만 반대로 채소, 야채수프가 도리어 건강을 해친 경우를 말한다. 또한 채소, 야채수프가 무조건 좋다는 인식 아래 가계를 통해 일반인들에게 무자비하게 유통되는 경우도 있다. 물론 일부분을 제외하고 부작용이 없는 것은 사실이지만 그래도 증상에 따라 먹는 것이 치료나 건강예방에 확실한 도움이 된다는 것을 독자 여러분께서도 알아야 한다.
 더 많은 연구와 노력으로 부작용이 없고 한 사람이라도 더 많은 사람들이 안심하고 치료받을 수 있는 인간이 넘치는 질병의 예방과 치료라고 하는 의의 확립이 오늘만큼 절실하게 요청되는 때는 없기 때문이다.
 이 책으로 인해 독자여러분께서는 이미 의학적인 진실과 참다운 건강을 손에 넣는 첫걸음을 경험한 것이나 다름없다.

차례

## 제1장 채소, 야채수프에 대한 Q & A

20 　금속을 몸에 지니거나 전기치료를 받는 것이 건강에 나쁜가?
21 　신장이 나쁜 사람은 개다래와 감초를 어느 정도 복용하면 적당한가?
23 　견비통에 자석으로 된 치료기를 사용해도 괜찮은가?
24 　칼슘섭취를 위해 우유가 좋은가?
25 　채소, 야채수프를 먹을 때 술, 담배, 커피 등을 삼가야 하는가?
26 　무공해 유기농원에서 만드는 야채도 괜찮은가?
27 　알칼리이온수가 건강에 효과가 있는가?
29 　원활한 혈행을 위해 초음파치료기를 사용하면 어떤가?
30 　통풍에 채소, 야채수프를 먹어도 효능이 있는가?
31 　천연소금의 섭취가 좋은가? 염분의 과잉섭취는 괜찮은가?
32 　몸에 좋은 건강식품의 효능은 어떤가?
33 　무 잎이 잎은 작고 줄기만 있는 것도 괜찮은가?
34 　변비치료에 대한 효과적인 방법은?
35 　무 잎 대신 다른 근채류의 잎도 괜찮은가?
36 　채소, 야채수프와 현미차를 함께 먹으면 왜 안 되는가?
37 　야채는 꼭 껍질째 사용해야 하는가?
38 　채소, 야채수프를 만들 때의 냄비는 어떤 것이 좋은가?

39  채소, 야채수프를 만든 후 찌꺼기는 먹어도 괜찮은가?

40  채소, 야채수프는 먹는 것 외에 다른 방법은 없는가?

41  야채를 썰 때 크기는?

42  채소, 야채수프를 만들 때에 냄비 뚜껑은?

43  채소, 야채수프를 보존할 때 냉동해도 괜찮은가?

## 제2장 채소, 야채수프의 효능과 치유 체험기

46  채소, 야채수프는 건강예방보다 치료약이다

51  아침 한 컵의 채소, 야채수프로 숙취가 사라졌다

54  기미, 잡티, 점이 없어지고 당뇨가 사라졌다

57  채소, 야채수프를 2개월 동안 먹고 C형간염을 치유했다

60  폐암 며느리, 채소, 야채수프 덕분으로 항암제 부작용이 완화되었다

63  병원 약을 끊고 채소, 야채수프만 먹고 폐암에서 회복된 동생

66  채소, 야채수프와 소변요법으로 3주일 만에 뇌경색이 사라졌다

69  간종양이 된 간경변 채소, 야채수프 치료했다

71  채소, 야채수프는 최상의 컨디션 유지해준다

73  1년 밖에 못산다는 간장암을 채소, 야채수프로 치유했다

75  C형 간염이 채소, 야채수프를 먹고 5개월 만에 치유

77  불쾌감과 불면증을 치료한 채소, 야채수프

79  아내가 암으로 죽은 뒤 채소, 야채수프를 알았다

## 제3장 질환을 치료하는 채소 야채 스프의 모든 것

- 84    질환을 치료하는 채소, 야채수프
- 88    아토피성 피부염을 치료하는 채소, 야채수프
- 92    백혈병을 치료하는 채소, 야채수프
- 94    무릎관절염을 치료하는 채소, 야채수프
- 96    노망과 알츠하이머병을 치료하는 채소, 야채수프
- 102    뇌 장애를 치료하는 채소, 야채수프
- 105    유방암과 자궁암을 치료하는 채소, 야채수프
- 106    당뇨병을 치료하는 채소, 야채수프
- 109    신장병을 치료하는 채소, 야채수프

## 제4장 채소, 야채수프만의 전매특허

- 114    밝혀진 채소, 야채수프의 비밀
- 117    채소, 야채수프는 건강의 야누스
- 119    체세포를 생성하는 채소, 야채수프
- 121    신체의 신진대사를 원활하게 해주는 채소, 야채수프

## 제5장 암과 질병을 치료하는 채소, 야채수프

- 126    암세포 생성원인
- 130    암세포와 채소, 야채수프의 다양한 효능

133　암세포의 최대의 적은 채소, 야채수프

13　백혈병과 근무력증엔 채소, 야채수프가 특효

137　당뇨병의 건강과 예방법

139　노인치매증 개선

141　뇌 장애회복의 지름길

## 제6장 일상생활에서의 질병원인과 채소, 야채수프 효능

146　액세서리는 시력, 청강, 치매의 원인

148　하이힐은 고혈압과 저혈압의 원인

149　음식물은 위험의 도가니

151　병은 치료보다 예방이 중요

152　현대를 대표하는 질병들

154　채소, 야채수프 복용 때의 변화

161　채소, 야채수프 건강법에 대한 주의사항

## 제7장 증상별 채소, 야채수프의 만들기

164　야채수프만들기

169　현미차 만드는 법

167　기침을 만드는 즙 만들기

172　의약품의 무서운 부작용

175　고혈압과 동맥경화에 좋은 감자수프

177　노화방지와 항암에 좋은 게살 옥수수 수프

178　다이어트와 피로회복에 좋은 고구마 브로콜리 수프

181　입 냄새 제거에 좋은 꽃양배추 대구 화이트 수프

183　당뇨와 비만에 좋은 누에콩 수프

184　중풍예방과 불면증에 좋은 단호박 수프

185　골다공증과 피부미용에 좋은 닭 가슴살 채소, 야채수프

186　스트레스해소와 두뇌활동에 좋은 닭고기 우유 브로콜리 수프

187　여드름과 항암작용에 뛰어난 당근 수프

189　신장병과 혈액순환에 좋은 두릅 수프

190　대장암 예방과 정력증강에 좋은 마늘포타주

192　위장질환과 각종 천식에 좋은 무즙

193　현기증과 건망증을 해소하는 무 소정강이살 수프

195　발 냄새제거와 간암억제에 효과적인 배추 농어 유자 후추 수프

196　각종 암 예방과 탈수증상에 좋은 버섯 두유 수프

197　흰머리억제와 체세포소생에 좋은 러시안 채소, 야채수프

198　변비예방과 골다공증에 좋은 브로콜리 수프

200　피부미백과 주름살 방지에 좋은 브로콜리 감자 수프

201　방광결석방지와 콜레스테롤 감소에 좋은 브로콜리 아스파라거스 수프

203　숙취해소와 심장병에 좋은 브로콜리 치즈 수프

| | |
|---|---|
| 204 | 통증제거와 눈 건강에 좋은 상추 가리비 당면 수프 |
| 206 | 현기증과 설사 및 관절보호에 좋은 쇠고기 채소, 야채수프 |
| 207 | 빈혈과 습진 및 부종에 좋은 쇠고기 감자 채소, 야채수프 |
| 209 | 암 예방과 비만 및 장내 염증제거에 좋은 시금치 수프 |
| 210 | 무릎 관절통과 신경통에 좋은 시금치 퓨레 수프 |
| 212 | 여성 갱년기해소와 고질혈증에 좋은 이탈리안 채소, 야채수프 |
| 214 | 간강염과 위염 및 통풍에 효과적인 알로에 채소, 야채수프 |
| 215 | 비만예방과 피부건강 및 전립선 암 감소에 좋은 종합채소, 야채수프 |
| 217 | 불임개선과 구토예방 및 당뇨병에 좋은 야채크림 수프 |
| 218 | 위염, 십이지장궤양 및 귀를 밝게 해주는 위앙배추 수프 |
| 219 | 뇌졸중 예방과 노화방지 및 해열작용에 좋은 양배추 베이컨 수프 |
| 220 | 신장보호와 심장질환 및 항암작요에 뛰어난 양배추 토마토 수프 |
| 221 | 소화촉진과 알코올 만성질환 및 간암예방에 좋은 양송이 수프 |
| 222 | 이뇨작용과 기침가래에 좋은 양송이 마늘 수프 |
| 223 | 변비통과 피비미용 및 당뇨병에 좋은 양파 수프 |
| 225 | 더위해소와 갈증해소 및 이뇨효과에 좋은 오이 코코넛 수프 |
| 227 | 시력증진과 피부개선 및 어린이 성장 발육에 좋은 완두콩 수프 |
| 229 | 혈압강하와 소화작용 및 대뇌 활동촉지에 좋은 옥수수 토마토 수프 |
| 230 | 철분보강과 빈혈 및 항암작용에 좋은 증혈식 |
| 231 | 관절염과 산후회복 및 두통에 좋은 치킨그릴 배추 수프 |

232 피로회복과 스트레스해소 및 골다공증에 좋은 치킨 야채크림수프

234 갱년기장애와 저혈압 및 동상에 좋은 토마토 채소, 야채수프

236 각기변과 진해 및 각기병에 좋은 현미차와 채소, 야채수프

## 제1장

## 채소, 야채수프에 대한 Q& A

## 채소, 야채수프에 대한 Q & A

Q : 금속을 몸에 지니거나 전기치료를 받는 것이 건강에 나쁜가?

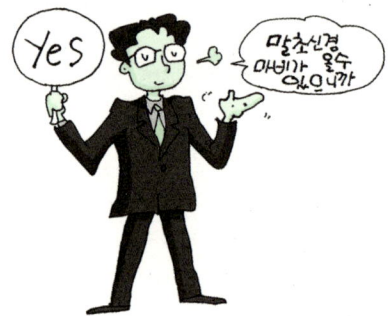

A : 사람의 몸을 저주파로 투여하면 근육조직이 저주파만 믿고 전혀 움직이지 않는다. 그 동안 근육이 굳어져 가기 때문에 관절이 여러 가지로 구부러질 수가 있다. 이것을 말초신경마비라고 하는데, 이런 증세가 나타나면 평생 동안 예전으로 되돌아 갈 수가 없게 된다. 매우 위험하다.

Q : 신장이 나쁜 사람은 개다래와 감초를 어느 정도 복용하면 적당한가?

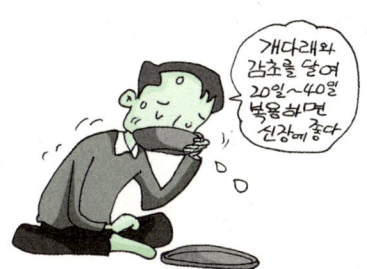

A : 신장이 나쁜 사람은 개다래와 감초를 달여서 먹으면 된다. 그러나 투석을 하지 않으면 안 될 정도로 악화되어 있다면 한 차례(20일간)에서 두 차례(40일간)정도만 복용하면 신장이 좋아진다. 이 동안에 채소, 야채수프는 아침과 저녁으로 180cc 정도를 먹으면 된다.

그리고 혈압의 경우 최고혈압보다도 최저혈압에 주의해야만 한다. 이것이 90mmHa 넘었을 경우 몸 안에 단백질이 내려가지 않더라도 신장이 나빠져 있다는 적신호이다. 이럴 때도 개다래와 감초를 1개월 먹으면 혈압이 정상으로 된다.

인공 청량음료 같은 음료수를 많이 마시면 신장이 점점 나빠진다. 최근 깡통에 든 녹차를 마시는 사람이 많다. 이것이 몸에 좋다고 하지만 그렇지 않다. 원래 녹차에는 180가지 이상의 성분이 들어 있다. 그렇기 때문에 한방에서 말하는 병의 상태에 따라 15~18가지의 약초를 첨가해서 약 60℃ 정도의 뜨거운 물에 넣어 마시야 한다.

그런데 깡통에 들어있는 것은 이처럼 끓여서 먹을 수 있는 상태가 아닌 녹차이다. 그 뿐만 아니라 안에 들어 있는 탄닌도 문제가 된다. 예로부터 밤새껏 차를 마셔서는 안 된다는 말은 탄닌이 증가하기 때문에 나온 말이다.

탄닌은 한마디로 맹독인데, 근육조직과 뼈의 조직을 바꾸는 매우 무서운 물질이다. 흔히들 녹차를 마시면 다이어트가 된다고 하지만, 탄닌의 독성이 있다는 것을 알아야 한다.

Q : 견비통에 자석으로 된 치료기를 사용해도 괜찮은가?

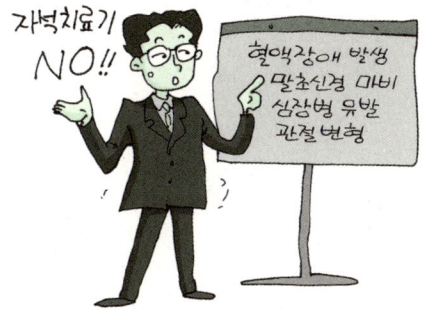

A : 한마디로 혈액 장애가 발생한다. 저주파의 전기치료기와 같은 것이다. 모든 말초신경이 마비되어 몸속의 근육이 딱딱해지기도 한다. 물론 심장의 근육에까지 영향을 미치기 때문에 심장병을 유발하게 된다. 대체적으로 관절이 변형한다.

### Q : 칼슘섭취를 위해 우유가 좋은가?

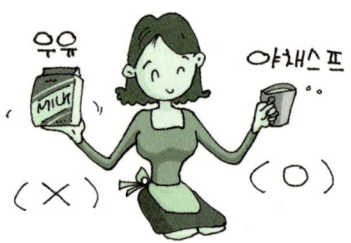

A : 그렇지 않다. 우유를 먹어도 칼슘을 취할 수 없으며, 도리어 치아가 망가지는 경우도 있다. 우유를 마시면 신장과 치아와 두뇌가 나빠진다. 아이들 중 우유를 많이 마시는 아이치고 영리한 아이들이 없다. 또한 동물의 젖인 우유를 마시면 너무 빨리 성장한다. 동물의 1살은 인간의 5살에 해당된다. 따라서 동물의 10세는 인간의 50세가 된다는 계산이다.

그렇기 때문에 동물의 젖으로 빨리 성장하게 되면 늙는 것도 빨라진다. 지금 약년성 성인병이 유행하고 있다. 즉 20세가 되었다는 것은 동물의 연령으로 100세가 되어 것이다. 그래서 흰 머리도 나고 치매증까지 생긴다. 알츠하이머가 특히 많아진 것은 이러한 점에도 영향이 있는 것이다.

Q : 채소, 야채수프를 먹을 때 술, 담배, 커피 등을 삼가야 하는가?

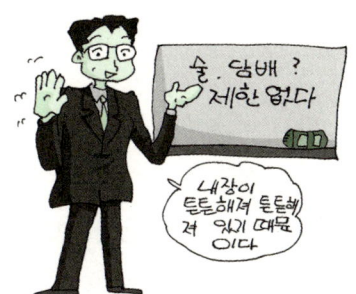

A : 제한 없이 먹어도 된다. 폐암도 담배를 피워도 관계가 없다고 말하고 있다. 따라서 걱정할 필요가 없다. 하지만 술이 강해지는데, 아무리 섞어 마셔도 취하지 않고 내장이 튼튼해졌기 때문에 숙취가 생기지 않는다.

채소, 야채수프를 먹으면 몸의 컨디션이 좋아진다. 우선 통증이 금방 가벼워지고 체세포가 날로 새롭게 재생을 반복한다. 즉 통증을 앓고 있는 세포가 점점 사라지기 때문이다. 또한 뼈가 튼튼해진다. 1년간 날마다 0.6ℓ 이상을 먹으면 예를 들어 몸 위에 자동차를 올려놓아도 뼈가 부러지지 않을 정도다. 한마디로 채소, 야채수프를 먹는 사람의 뼈란 그야말로 피아노의 건처럼 튼튼하다.

Q : 무공해 유기농원에서 만드는 야채도 괜찮은가?

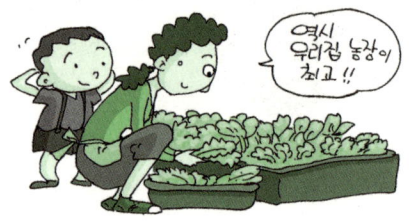

A : 무공해농원에서 생산하는 야채는 어느 정도 믿을 수가 있다. 그러나 자기 집에서 손수 재배한 야채가 더더욱 좋다. 또한 무공해농원에서 생산되는 것은 값도 비쌀 것이고 또 우송료도 있을 것이다.

Q : 알칼리이온수가 건강에 효과가 있는가?

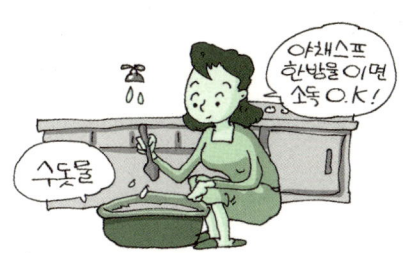

A : 알칼리이온수에 대해서 확실한 데이터는 없다. 이온수를 만드는 것은 좋지만 보통 기체 속에도 이온이 들어 있다. 그 중 특정한 이온만을 사용한다면 집안의 이온농도가 바뀔 것이다. 한마디로 집안의 밸런스가 바뀐다는 것이다. 이것은 아주 좋지 않은데, 예를 들어 외국여행을 갔다가 몸의 컨디션이 나빠지는 경우와 같다.

　더구나 이온수를 만드는 기구에 사용되는 필터는 반년에 한 번 정도 바꾸는 것이 좋은데, 하룻밤을 쓰고 나서 전자현미경으로 필터를 보면 두 번 다시 그 물은 마시고 싶지 않을 것이다. 즉 하룻밤 사이에 박테리아가 번식하여 새까맣게 되어 있기 때문이다.

따라서 깨끗한 물을 마시고 싶다면 수돗물을 하룻밤 받아 두었다가 마시면 된다. 그것도 싫으면 채소, 야채수프를 한 방울만 떨어트리면 순간적으로 소독되어 냄새가 없어질 것이다. 1ton의 물이라면 채소, 야채수프 한 그릇만 있으면 소독과 냄새를 5초 동안에 제거할 수 있다.

Q : 원활한 혈행을 위해 초음파치료기를 사용하면 어떤가?

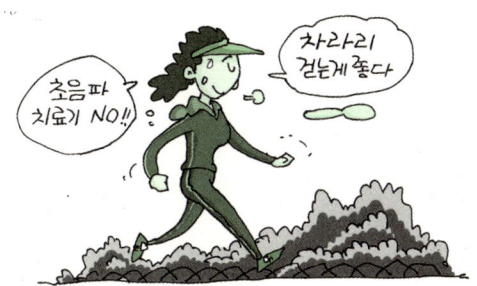

A : 절대 삼가야 한다. 혈행을 좋게 하려면 차라리 걷는 것이 좋다. 움직이지 않으면 결국 혈압이 오르거나 당뇨병이 나타난다. 또한 뇌가 망가질 수도 있다. 따라서 절대로 전기를 쏘인다든가 자기를 쏘인다든가 초음파 등을 쏘이는 것은 절대로 사절이다.

Q : 통풍에 채소, 야채수프를 먹어도 효능이 있는가?

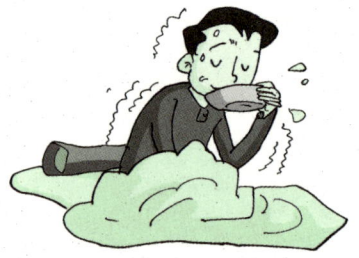

A : 물론 통풍인 사람이 먹어도 된다. 다만 채소, 야채수프를 먹고 있을 때에 통풍발작이 생기면 복용을 중단하고 2주일만 병원 약을 먹도록 한다. 그런 후 2주일이 지나면 약을 끊고 다시 채소, 야채수프를 먹으면 된다.

Q : 천연소금의 섭취가 좋은가? 염분의 과잉섭취는 괜찮은가?

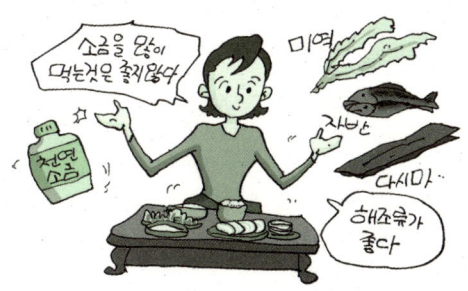

A : 천연적인 것이라도 소금은 소금이다. 따라서 너무 많이 먹는 것은 좋지 않다. 염분을 많이 먹고 싶으면 염분을 먹은 해조류를 먹으면 된다. 예를 들면 미역, 자반, 다시마 등이다. 인간의 몸에 들어가는 섬유 중 최고로 굵은 섬유이기 때문에 염분을 잘 흡수하여 모두 배출해주는 것이 바로 이런 해조류들이다.

Q : 몸에 좋은 건강식품의 효능은 어떤가?

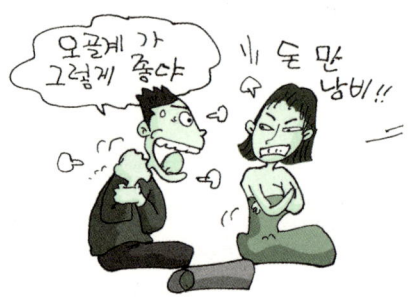

 A : 보편적으로 건강에 좋다는 식품을 자연식품이라며 상점에서 팔고 있다. 그러한 식품을 어떤 연구소에서 분석한 일이 있다. 도리어 보통상점에서 파는 것보다 더 독한 약물이 들어 있다고 한다. 계란도 유정란이라고 하여 값이 비싼데 그 내용을 조사해보면 약품이 검출되기도 한다고 한다. 더구나 오골계가 정력에 좋다는 사람들이 있다. 그것은 어처구니없는 말이다. 따라서 쓸데없는 일에 돈을 낭비하는 일이 없어야 하겠다.

Q : 무 잎이 잎은 작고 줄기만 있는 것도 괜찮은가?

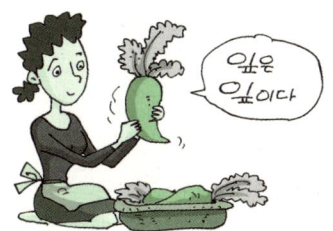

A : 무의 줄기에 잎이 붙어있는 것이 있는데 그것도 역시 잎이다. 지상으로 나와 있는 것은 전부 잎인 것이다.

Q : 변비치료에 대한 효과적인 방법은?

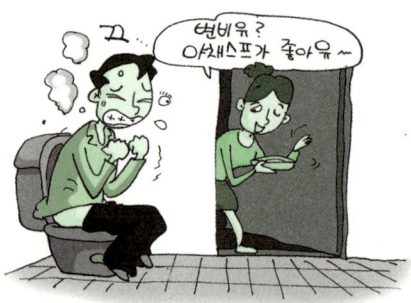

A : 변비가 있으면 우선 많이 걸어야만 한다. 동양인의 장은 서양인보다 길다. 즉 10~20일을 배변하지 않고 견딜 수 있는 것도 장의 길이 때문이다. 만약 장을 30cm만 잘라도 배변은 금방 원활하게 될 것이다. 그렇지만 이렇게 할 수는 없기 때문에 채소, 야채수프를 먹으면 변비가 간단하게 해결된다.

Q : 무 잎 대신 다른 근채류의 잎도 괜찮은가?

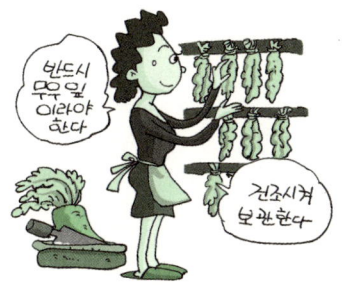

A : 분명히 말하지만 반드시 무 잎이어야 한다. 그것은 다른 근채류의 잎은 당질이 많아 대용할 수가 없다. 무 잎은 많이 날 때 따서 건조시켜 보존하면 된다. 하지만 채소, 야채수프를 만드는 법은 제대로 지켜야만 한다. 여기에 다른 종류의 야채를 넣으면 청산이 발생하는 경우도 있다.

Q : 채소, 야채수프와 현미차를 함께 먹으면 왜 안 되는가?

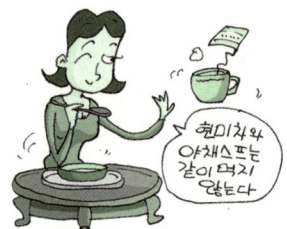

A : 절대로 안 된다. 함께 먹으면 뱃속에서 서로 반응하여 그 효력을 감소시키기 때문이다. 따라서 최저 15분 정도의 간격을 두고 먹어야 한다.

Q : 야채는 꼭 껍질째 사용해야 하는가?

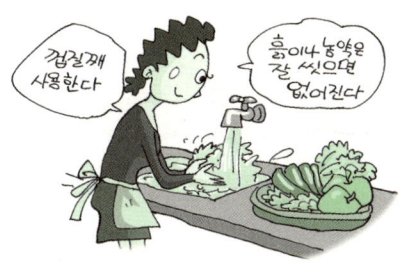

A : 당연히 껍질째 사용해야만 한다. 이것은 껍질부분에 중요한 요소가 들어있기 때문이다. 흙이나 농약은 잘 씻으면 없어지는데, 그것이 걱정된다면 무공해 야채를 사용하면 좋다. 토양에 힘이 있기 때문에 무 농약 야채 쪽이 좋지만 그것을 억지로 찾지 말고 식품점이나 슈퍼에서 파는 야채도 좋다.

Q : 채소, 야채수프를 만들 때의 냄비는 어떤 것이 좋은가?

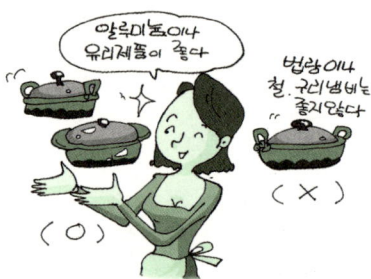

A : 알루미늄이나 유리냄비가 좋다. 철 냄비, 구리냄비, 토기 냄비 등을 사용하면 수프가 흐려져 성분이 변질되기 때문이다. 또한 법랑냄비나 기타 가공냄비는 약품이 녹아나온다. 특히 채소, 야채수프는 유리병에 보존하는 것이 좋다. 채소, 야채수프 엔 강력한 성분이 들어 있기 때문이다.

Q : 채소, 야채수프를 만든 후 찌꺼기는 먹어도 괜찮은가?

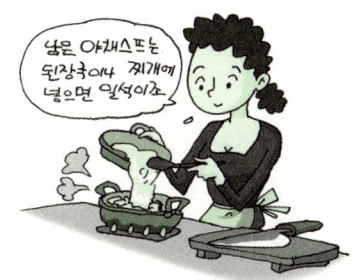

A : 먹어도 좋다. 채소, 야채수프에 미처 녹아나지 않은 영양이 남아 있기 때문이다. 그래서 된장국이나 기타 국에 넣어서 먹으면 된다.

Q : 채소, 야채수프는 먹는 것 외에 다른 방법은 없는가?

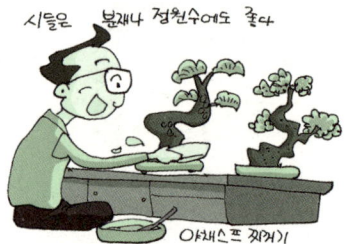

A : 분재나 정원수가 시들었을 때 사용하면 놀랍게도 소생한다. 또 병든 고양이나 개에게 먹여도 회복이 된다.

Q : 야채를 썰 때 크기는?

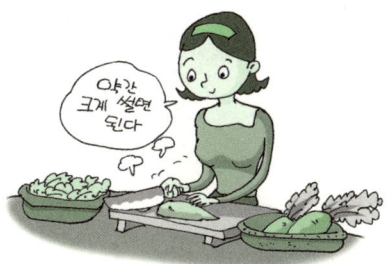

A : 약간 크게 썰면 된다. 작게 썬다고 양분이 더 많이 녹아 나는 것이 아니다. 재료를 둘이나 셋으로 자르면 마치 균형이 잡히는 채소, 야채수프가 되는 것이다.

Q : 채소, 야채수프를 만들 때에 냄비 뚜껑은?

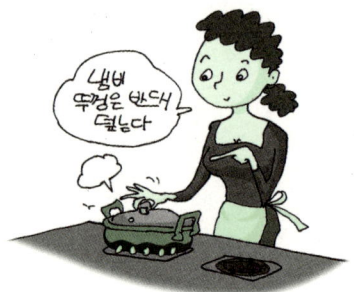

A : 냄비의 뚜껑을 반드시 닫아야 한다.

Q : 채소, 야채수프를 보존할 때 냉동해도 괜찮은가?

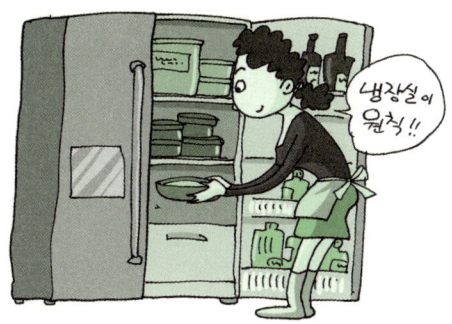

A : 채소, 야채수프의 보존은 냉장이 원칙이며, 냉동을 해도 무관하다.

## 제2장

## 채소, 야채수프의 효능과 치유 체험기

## 채소, 야채수프의 효능과 치유 체험기

### 채소, 야채수프는 건강예방보다 치료약이다
(프리랜스 L씨, 57세)

 어렸을 때부터 질병을 달고 살았다. 간장, 신장, 전립선 등 모든 내장이 제구실을 발휘하지 못하게 되었다. 이중에서 간장은 더더욱 심했다. 이것으로 인해 5~6년 사이에 7~8회나 병원에 입원을 했다.

 다시 말해 간경변의 직전까지 발전했던 것이다. 지난해에도 2~3회나 대학병원에 입원했다가 3개월 만에 퇴원했지만 차도는 없었다. 그런 얼마 뒤 친구의 소개로 채소, 야채수프를 알게 되었고 그때부터 지금까지 애용하고 있는데, 하루에 3회 아침, 낮, 저녁 세끼를 먹고 있다.

 그리고 채소, 야채수프에 대한 모든 자료를 인터넷에서 뒤졌고, 전문가를 3번이나 만났다. 내가 찾아간 전문가는 나의 증상을 곧바로 알아맞혔는데, 나로선 무척이나 놀라운 일이었다. 그래서 우선 전문가 선생이 가르치는 대로 채소, 야채수프를 먹기 시작했다.

 지금은 채소, 야채수프를 손수 만들고 있는데, 하루에 먹는 양이 0.6ℓ 이기 때문에 만들기가 어렵지 않았다. 더구나 무 잎은 가능한 한 유기농법으로 재배한 것을 구해다가 먹는데, 3일분

정도를 만들어 유리병에 보관하고 있다.

 이것을 먹기 시작한지 3일째 되는 날부터 왠지 기분이 좋아진 느낌을 얻었다. 그것은 정말 개운한 느낌이 들었고 식욕까지 되살아났으며 그 때까지 온몸이 아팠지만 1개월 후부터는 그것도 사라졌다. 이후부터 지금까지 예전과 같은 건강체를 유지하고 있다.

 또한 피부에 탄력이 생겼고 아침에도 일찍 일어날 수 있게 되었다. 더구나 과거와는 달리 수면시간도 짧아졌다. 지금은 매일 술을 즐기고 있는데 예전과는 달리 아무리 마셔도 3~4시간의 수면이면 잠에서 깨어나게 된다. 물론 술을 마시면 채소, 야채수프를 먹는 것을 잊어버리기 일쑤인데 1주일쯤 먹지 않으면 바로 컨디션이 나빠진다.

 전문가 선생의 지시대로 식사를 보통으로 하고 있는데, 다만 철저하게 라면이나 인스턴트식품 등은 전혀 먹지 않는다. 술이나 담배를 끊지 않아도 된다는 말에 지금까지 계속하고 있다. 그렇지만 술만은 적당히 마시는 것이 좋다는 전문가 선생님의 말씀도 있다.

 내가 지금까지 경험한 것은 채소, 야채수프가 단순한 건강식이 아니라 엄연한 약이라는 것이다. 물론 법률적으론 어떻게 해석될지 모르겠지만 내 생각엔 채소, 야채수프는 무조건 약인

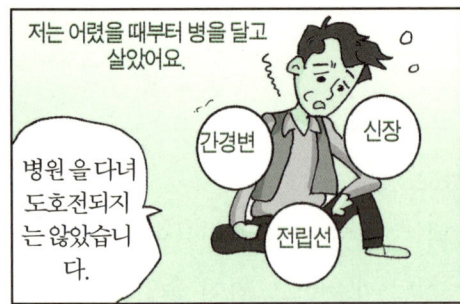
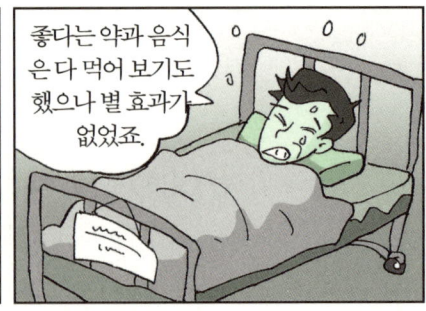
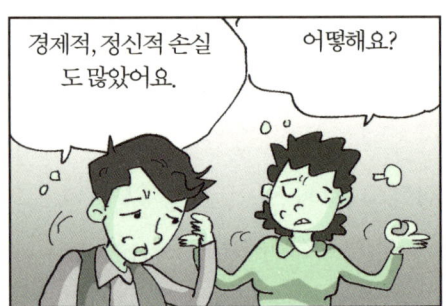
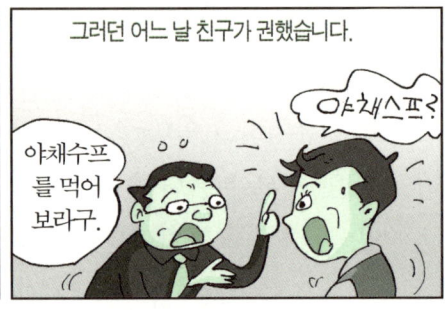
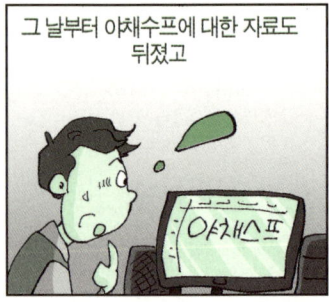
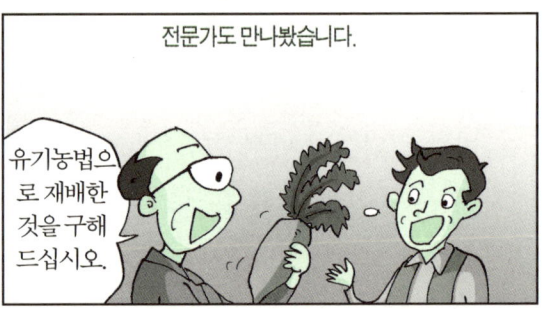
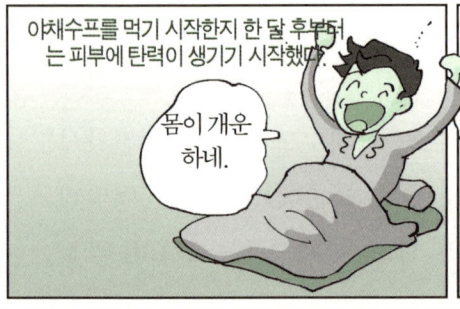
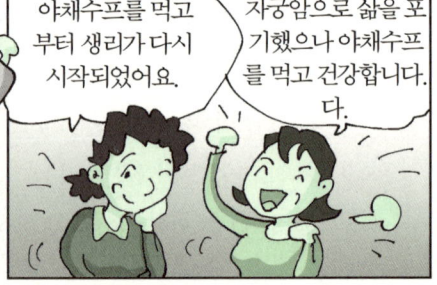

것이다. 그 이유는 몸 전체가 아픈 곳이 많기 때문에 약을 1회에 20알 정도를 먹어야만 했다. 그렇지만 채소, 야채수프를 먹기 시작한 후로는 약까지 모두 끊었다.

 그때까지 먹고 있었던 비타민제도 끊었다. 그 대신 내가 손수 만든 현미차를 채소, 야채수프와 곁들여 먹고 있다. 이젠 전문가 선생님이 정해준 기간이 지났기 때문에 채소, 야채수프나 현미차를 먹지 않고, 다만 소변요법만 계속하고 있다.

 처음 친구의 말을 들었을 때 밑져야 본전이라는 생각에서 채소, 야채수프를 먹었던 것이다. 즉 병원에서도 포기한 내 병을 고치고 싶었기 때문이었다. 당시 나는 엉망이 되어 있는 몸이었기 때문에 모든 건강법을 섭렵했고 몸에 좋다는 모든 건강식품을 먹었다.

 이것으로 인해 경제적인 손해도 많이 보았다. 그렇지만 어느 것 하나 효과가 없었고, 오래 할 수도 없었다.

 그러나 채소, 야채수프만은 돈도 들지 않고 효과까지 있었기 때문에 오래도록 먹을 수 있었다. 이런 경험을 다른 사람에게 권하진 않지만 주변사람들로부터 많은 이야기를 들었다. 내가 잘 알고 있는 폐경기의 여성이 채소, 야채수프를 먹고부터 생리가 다시 시작되었고, 처제가 말기 자궁암으로 살 수 있는 희망이 없다고 했지만 채소, 야채수프를 먹고 기적적으로 건강을 되찾았다고 한다.

지난번에 대학병원을 퇴원할 때 6개월 후에 X-레이 검사를 받으러 와야 한다고 했지만 가지 않았다. 왜냐하면 전문가 선생님으로부터 방사선이 나쁘다는 말을 들었기 때문이다. 더구나 이제부터 병원에는 가고 싶은 생각이 없다.

### 아침 한 컵의 채소, 야채수프로 숙취가 사라졌다
(전업주부 H씨, 59세)

건강을 잃어본 사람만이 건강의 소중함을 뼈저리게 느낄 것이다. 난 지금으로부터 5년 전 당뇨병으로 고생을 많이 했다. 그래서 당시 채소, 야채수프를 먹고 치유가 되었는데, 지금까지 별 일이 없었으며 식사제한 등도 하지 않는다. 지금 고작하고 있는 일이란 한 달에 한 번씩 검사를 받은 것이다.

또 2년 전 간염에 걸렸는데 이것은 병원에서 주는 약을 복용하고부터 생긴 것이었다. 이후부터 나는 약에 대한 공포에 시달리게 되었다.

당시 당뇨병치료를 위해 몸에 좋다는 건강법을 접해보지 않은 것이 없다. 그러나 건강법에 대한 전문가가 아니기 때문에 효능에 대한 의심으로 지속적으로 할 수가 없었다.

그때부터 우유를 먹지 않는 대신 날마다 저녁식사 때 2컵 정도의 채소, 야채수프를 먹었고, 가능한 한 걷기에 온 에너지를 쏟았다. 지금은 매일 아침 식사 전에 채소, 야채수프를 한 컵씩 먹고 있다. 더구나 먼 여행을 떠날 때도 우유병에 채소, 야채수프를 만들어 항상 챙겨간다.

채소, 야채수프는 1주일에 한 번만 만들면 된다. 즉 재료를 유

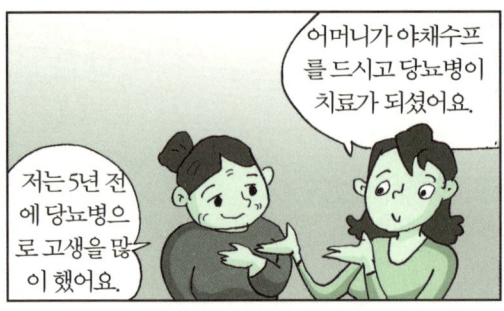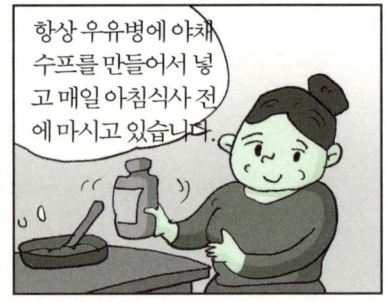
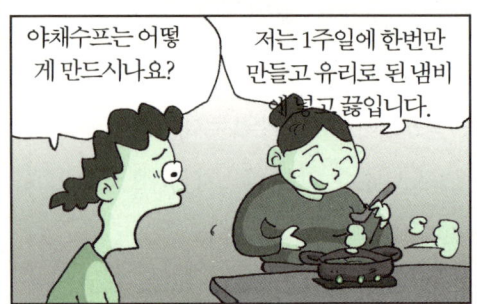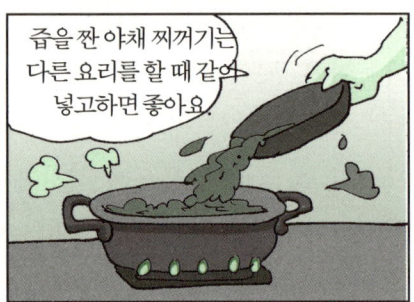
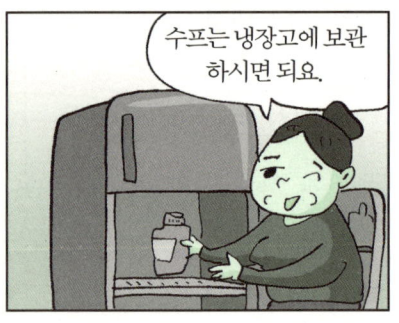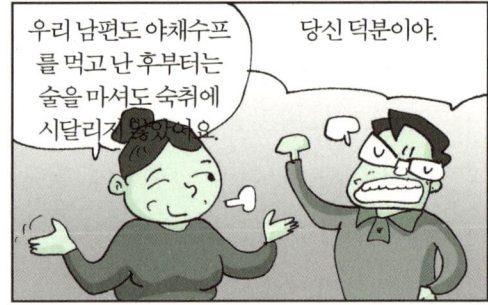
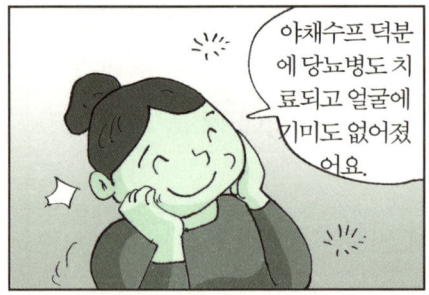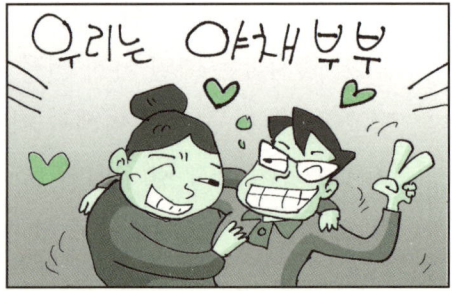

리로 된 냄비에 넣어서 끓이면 완성된다. 이때 즙을 짠 야채찌꺼기는 다른 요리를 할 때 첨가하면 되고 스프는 냉장고에 보관하면 된다.

 전문가가 아니기 때문에 채소, 야채수프의 효과에 대해서는 잘 모르지만, 오직 한 가지는 몸의 컨디션이 좋아진 것은 확실하다. 더구나 술을 마셔도 숙취에 시달리지 않은 것을 보면 이것이 채소, 야채수프의 효능이 아닌가 싶다.

 그래서 온가족이 채소, 야채수프를 먹고 건강을 예방하고 있으며, 나는 당뇨병이 치료되고 얼굴에 있는 기미까지 없어졌다. 종양이 생기기 쉬우니 주의하라는 의사의 지적에 불안했지만, 지금은 건강에 자신을 갖게 되었다.

 이런 이유에서 지금까지 채소, 야채수프를 계속해서 먹고 있는데, 아마 이것은 습관이 되어버린 것 같다. 시간은 좀 걸리겠지만 아내가 나의 건강에 대해 신경을 써준다는 것에 감사하고 있다.

## 기미, 잡티, 점이 없어지고 당뇨가 사라졌다
(여배우 L씨, 36세)

　지인들로부터 채소, 야채수프가 몸에 좋다는 이야기를 들어왔지만, 신선한 무 잎을 구하는 것이 귀찮아 먹지 않았었다.
　그러던 중 직업이 배우이기 때문에 들쑥날쑥한 식사로 인해 위암에 걸리고 말았다. 나는 병원에 입원한 5일 만에 위 수술을 받았고, 이후 1년에 한 번씩 건강검진을 받을 때마다 의사로부터 위종양이 또다시 생길 수 있기 때문에 주의하라는 말을 들었다.
　그때 문득 지인들로부터 들은 채소, 야채수프가 생각났고 나는 곧장 먹기 시작했다. 남편 역시 나와 함께 먹었는데 소변이 잘 나온다고 해서 70세의 시어머니까지 드시게 했다. 우선 남편이 채소, 야채수프로 효과를 본 것은 소변이 잘 나온다는 것과 손등의 기미와 점이 없어졌고 어머니 또한 얼굴의 검은 기미가 점점 엷어지는 것이었다.
　지인들의 말을 빌리면 채소, 야채수프는 혈액을 깨끗이 하여 신진대사를 원활하게 해준다고 했다. 그리고 몸도 젊어진다고 한다. 더구나 채소, 야채수프를 제대로 반년만 먹으면 종양이 생기지 않을 뿐더러 있는 것도 없어진다고 했다. 그래서 반년

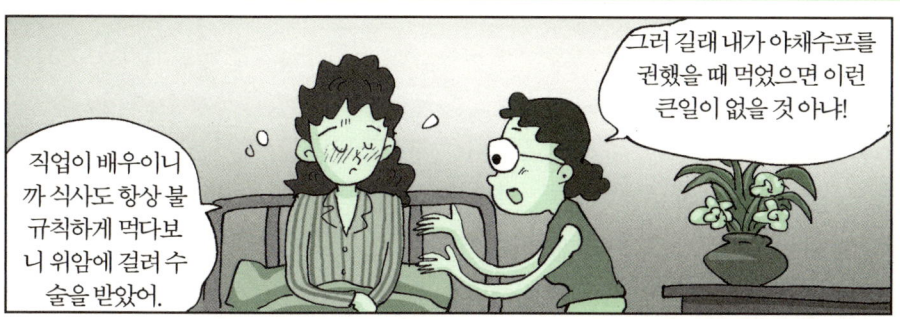

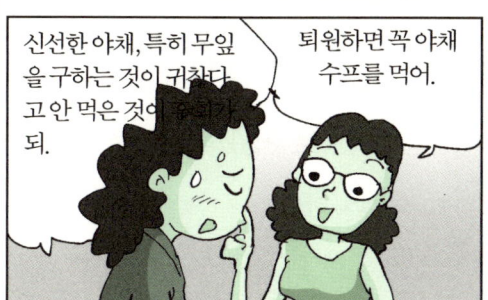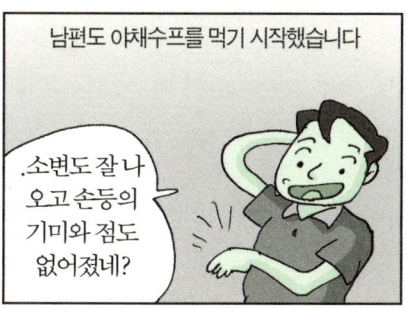

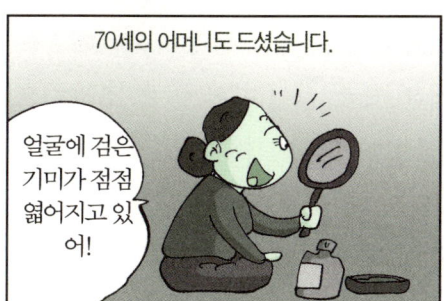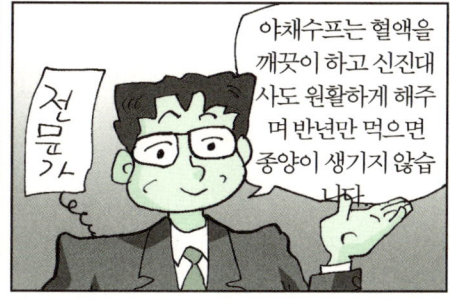

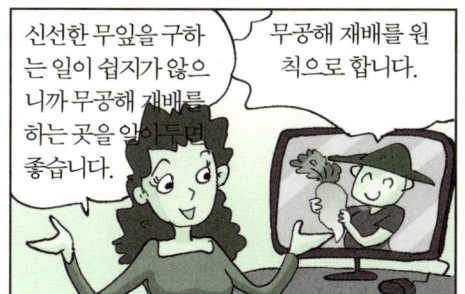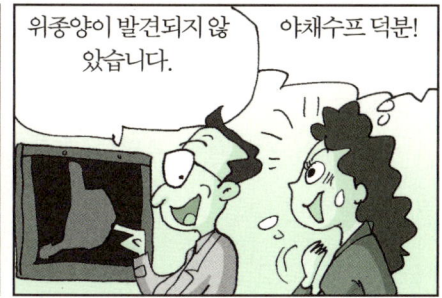

간을 꼬박 채소, 야채수프를 먹었고 그 덕분으로 지금은 건강을 되찾게 되었다.

그리고 채소, 야채수프의 효과에 대한 경험을 터득한 나는 친척들과 지인들에게 권했다. 그 후 당뇨병으로 고생하던 조카 역시 채소, 야채수프를 2개월 동안 먹고 혈당치가 내려가기 시작하면서 지금은 정상치로 돌아왔다. 의사도 조카의 완치를 보고 고개를 갸우뚱거리기만 했다는 것이었다.

채소, 야채수프는 우리가 모시고 있는 시어머니가 만들고 있다. 채소, 야채수프를 만든 뒤의 야채찌꺼기는 육류와 함께 삶아 애완동물 사료로 이용하고 있다. 하지만 재료를 장만하는데 있어서 불편한 것이 있는데, 그것은 바로 신선한 무 잎을 구하는 일이다. 즉 슈퍼에서 파는 무는 잎이 모두 잘려져 있기 때문에 잎이 붙어 있는 것을 구입한다는 것이 힘들다.

지금은 채소, 야채수프를 한약과 함께 아침에 한 컵씩 먹고 있다. 하루에 먹는 양은 처음에는 3홉 정도였지만 지금은 2홉으로 줄였다. 이렇게 반년을 먹은 후 위내시경검사를 받았는데, 위종양이 전혀 발견되지 않았다. 그제야 난 채소, 야채수프를 먹고 있으면 병에 쉽사리 걸리지 않는다는 것을 알았다.

## 채소, 야채수프를 2개월 동안 먹고 C형간염을 치유했다
(공무원 O씨, 36세)

1993년 10월 공무로 일본 삿포로에 출장갔다가 우연하게 채소, 야채수프의 권위자인 다데이시 선생의 강연을 듣게 되었다. 그때 나는 C형간염을 앓고 있었기 때문에 인터페론을 1주일에 3번 30회를 맞고 있었다. 며칠 뒤 한국으로 돌아온 나는 병원을 찾아가 의사에게 채소, 야채수프 요법을 한다며 인터페론을 그만두겠다고 했다.

채소, 야채수프를 먹은 후 한 달에 한 번씩 혈액검사를 했다. 11월에는 숫치가 올랐고 12월 검사에서는 정상치로 돌아왔다. 의사는 이런 경우가 드물다고 했고 나는 의사에게 채소, 야채수프밖에 먹은 일이 없다고 했다.

아내는 어릴 때부터 코가 잘 막히고 불면증이 있었다. 어른이 된 지금은 알레르기성비염이라는 진단을 받고 치료했지만 효과가 없었다. 또한 무릎통증으로 식사 땐 오른쪽 무릎을 뻗고 식사를 했다.

그러나 아내 역시 채소, 야채수프를 먹기 시작하고부터 자신도 모르게 무릎을 꿇고 식사를 하게 되었다.

이런 효과에 대해 다데이시 선생에게 편지를 보냈다. 그러자

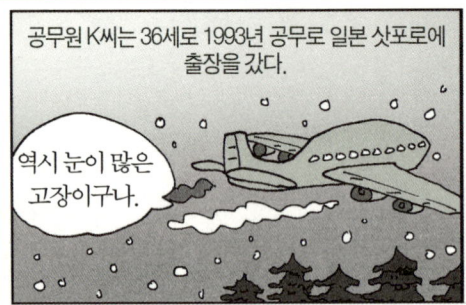
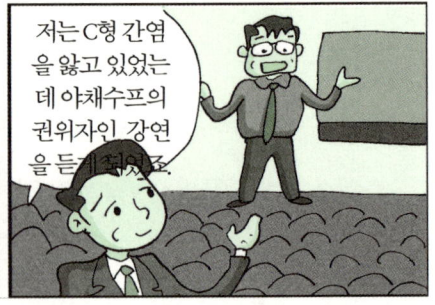
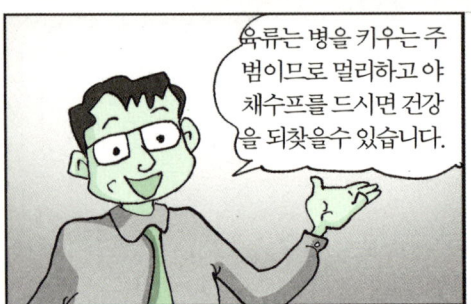
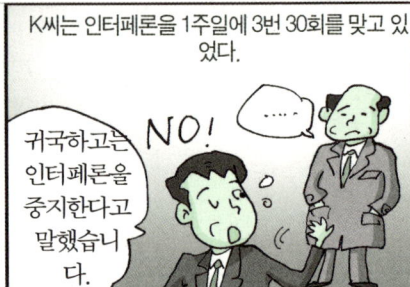
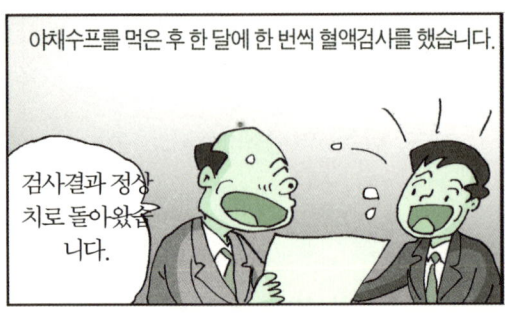
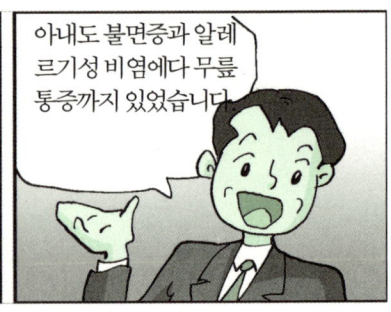
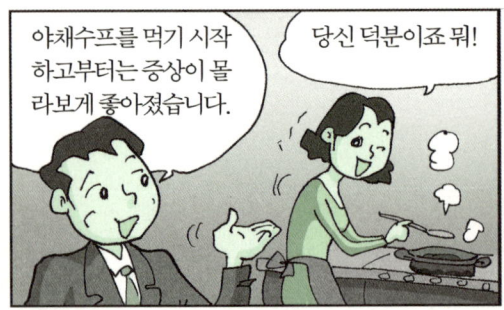
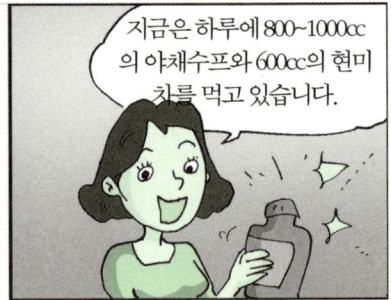

선생은 완전히 낫는지 어떤지는 보증할 수는 없지만 1년쯤 더 먹어 보라는 답장을 보내왔다. 그로부터 3개월 만에 90%이상이 좋아졌으며, 건강을 되찾은 나로서는 기분이 날아갈 것만 같았다.

나는 채소, 야채수프를 하루에 800~1000cc와 현미차를 600cc정도를 먹는다. 또한 아침에 일어나는 순간 배뇨하는 소변 30cc와 채소, 야채수프 150cc를 혼합한 것을 먹고 있다. 아내는 채소, 야채수프만 600~800cc를 먹고 있다.

몇 년 동안 복용한 병원 약으론 아무런 효과가 없었지만, 채소, 야채수프를 먹기 시작해 1개월 만에 정상치로 돌아간 것은 본인이 아니면 그 기쁨을 알 수가 없다. 주변엔 건강하게 생활하고 있는 사람들이 흔하지 않다. 나의 경험이 다른 사람들에게 도움이 되었음 하는 바램이다.

## 폐암 며느리, 채소, 야채수프 덕분으로 항암제 부작용이 완화되었다

(전업주부 Y씨, 67세)

나는 채소, 야채수프의 효과에 대한 이야기를 듣고 불가사의함에 감명을 받았다. 이때 며느리가 폐암선고를 받아 깜짝 놀랐다. 그래서 채소, 야채수프에 대한 이야기를 며느리에게 해주고 그대로 실행하라고 했다.

이때부터 며느리는 암 선고로부터 입원치료가 시작될 때까지 1개월 동안 검사가 계속되었지만 채소, 야채수프를 계속해서 먹고 있었다. 그 덕분에 항암제로 인한 부작용으로 발생하는 구역질이나 모발이 빠지는 일이 없었다.

또한 X레이 결과 암세포가 작아졌다고 하는 말에 기뻐서 눈물이 날 정도였다. 그리고 두 번째의 항암제를 맞았는데, 처음보다 다소 힘이 든 것 같았지만 별일 없이 지내다가 퇴원하게 되었다.

집으로 돌아와서도 지속적으로 채소, 야채수프를 먹고 있으며, 스프를 만드는 것은 내가 하는 일이며 나 역시 함께 먹고 있다.

그 덕분에 며느리에게 맡긴 집안일을 내가 도맡아 하게 되었

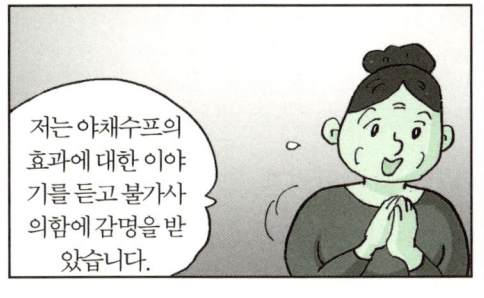
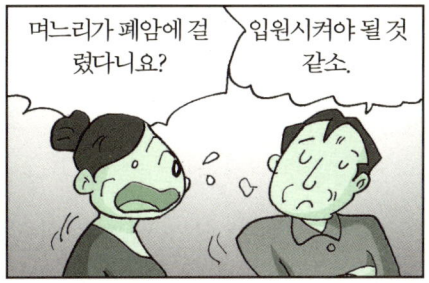
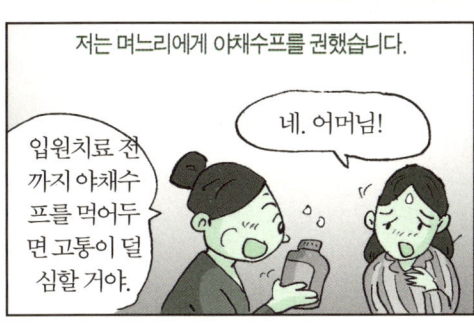
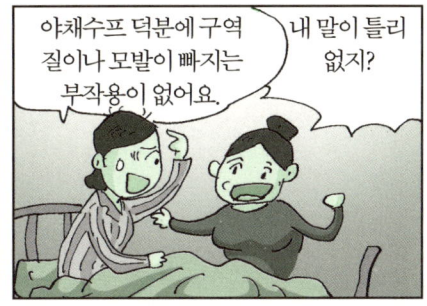
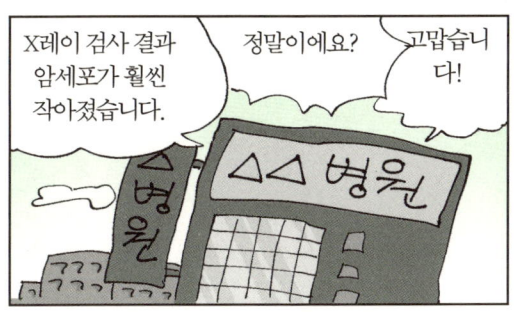
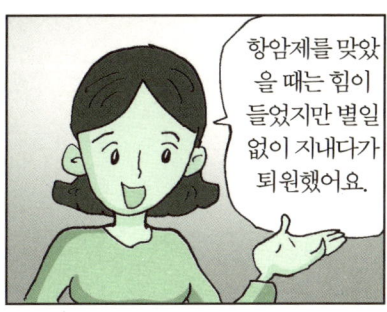
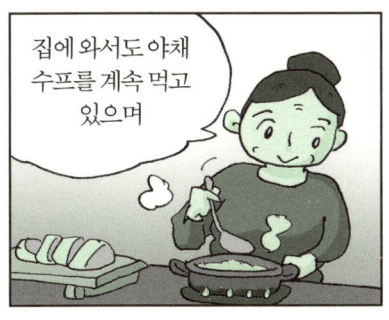
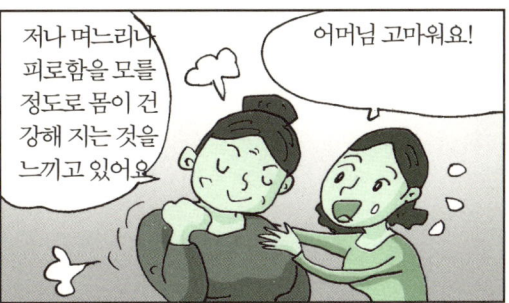

고 하루도 쉬는 날이 없이 돌아다니게 되었지만 피로함을 모를 정도로 몸이 튼튼해진 것 같다.

### 병원 약을 끊고 채소, 야채수프만 먹고 폐암에서 회복된 동생
(전업주부 K씨, 40세)

동생이 폐암에 걸려 4기 상태에서 수술을 받았다. 임파선으로 전이한 것은 떼어내지 못하고 1회 항암제를 맞았지만, 전혀 효험이 없었다. 나는 이것저것 생각하다가 류머티즘치료를 위해 먹고 있던 채소, 야채수프를 동생에게 권했다. 동생은 밑져봐야 본전이라는 생각에 채소, 야채수프를 먹게 되었다.

동생은 12월 1일부터 채소, 야채수프와 현미차를 0.7ℓ 씩 먹기 시작해 12월 3일에 퇴원했다. 그 뒤로부터 병원에서 주는 약은 일체 먹지 않고 채소, 야채수프와 현미차만 먹었다.

퇴원 전 사타구니, 허벅지, 엉덩이 등에 심한 통증이 있고 전이된 것 같았다. 집으로 돌아와 통증을 완화해주는 약을 끊고 오로지 채소, 야채수프와 현미차를 1주일쯤 먹었는데, 통증이 없어졌다. 본인은 항암제를 맞고 있을 때 이대로 죽는 것이 아닌가 하는 생각이 들었으며, 주변사람들도 그녀의 몸이 날로 나빠지는 것을 알 정도였다고 한다.

그러나 지금은 건강을 되찾아 1월 2일 혈액검사에서는 모두가 정상이었다. 채소, 야채수프 외에 동네 병원에서 백신을 맞았는데, 의사가 통증이 없고 건강한 모습의 동생을 보고 깜짝 놀랐

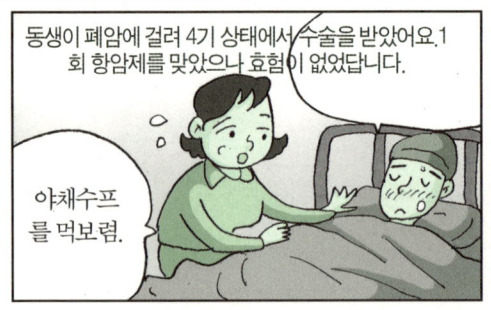
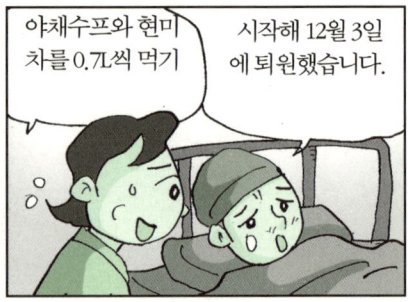
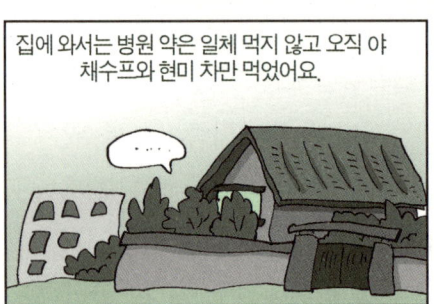
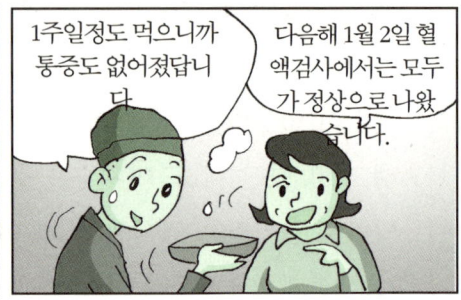
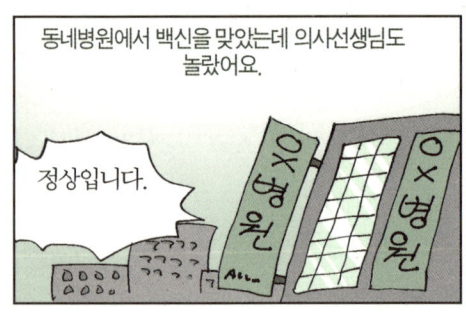
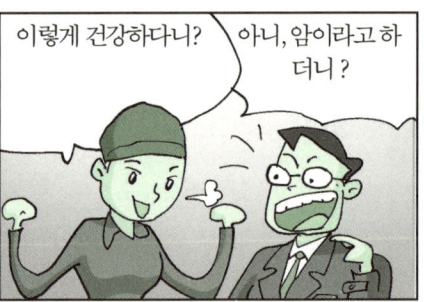
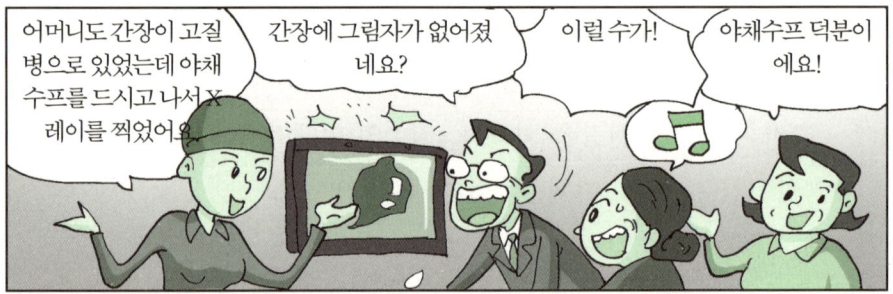

다.

 또한 10년 동안 간장이 나빠 병원에만 의지했던 어머니가 누이동생의 호전을 보고 채소, 야채수프를 먹기 시작한 것이다. 그 전에는 어머니에게 채소, 야채수프를 권했지만 채소, 야채수프정도로 자신의 고질병이 나을 리가 없다고 하시면서 먹지 않았었다.

 얼마 전 어머니는 건강검사에서 발견된 간장의 그림자를 치료하기 위해 입원하게 되었다. 치료 당일 X레이를 찍었는데 그림자가 없어져 버린 것이다. 모든 의사들이 함께 목격했는데 역시 없어진 것이 분명해 치료를 받지 않았다.

 이와 같은 것들이 모두 채소, 야채수프의 덕분이 아닌가라는 생각이 든다. 이에 따라 한사람이라도 병으로 고생하고 있다면 채소, 야채수프를 먹으라고 권하고 싶다.

## 채소, 야채수프와 소변요법으로 3주일 만에 뇌경색이 사라졌다

(전업주부 Y씨, 33세)

　최근 건망증이 심해지면서 나는 스스로 뇌에 문제가 있을 것으로 생각해 몹시 불안했다. 그래서 일부러 뇌 외과 전문병원에서 MRI검사와 CT검사를 받았었다.

　그때 발견된 것은 뇌의 뇌간에 가까운 부분의 혈관이 막혀 있었다. 진단결과 뇌경색의 의심이 짙다는 것이었다. 더구나 그 부분은 생명유지에 직접적인 관계가 있기 때문에 최악의 경우 생명까지 잃게 된다고 했다. 그런 후 약을 처방해주면서 한 달 뒤에 재검사를 해보자는 의사의 말을 듣고 나는 집으로 돌아왔다.

　그 무렵 친척 언니로부터 채소, 야채수프의 효능과 뇌장애에 대한 소변요법을 듣고 시작하고 있던 중이었다. 처음 소변요법에 대해서 저항이 있었기 때문에 채소, 야채수프에 섞어서 먹었다.

　얼마 후 나는 2차 검사를 받기 위해 병원에 갔다. 이때 의사는 혈관조영제를 투입한 X레이검사를 받도록 권했다. 하지만 혈관조영이 위험하다는 말을 들었기 때문에 나는 망설이게 되었다.

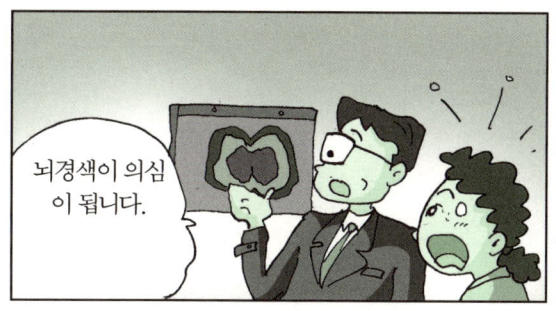
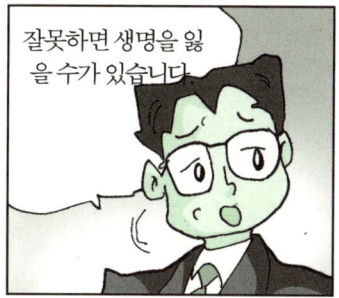
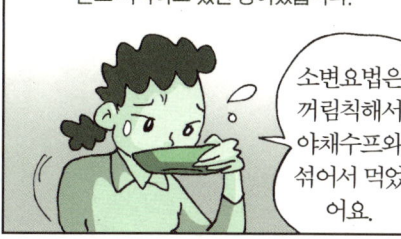
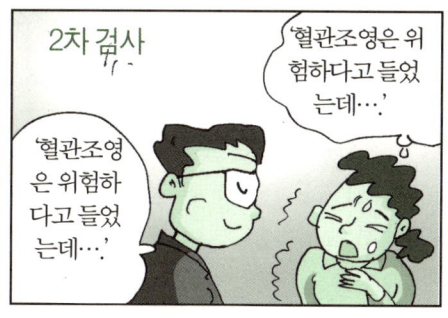
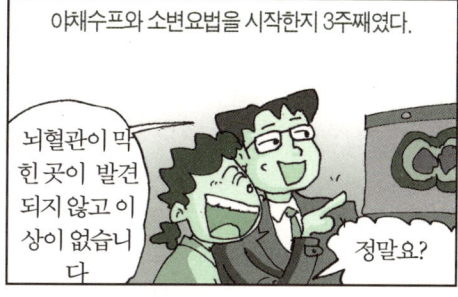
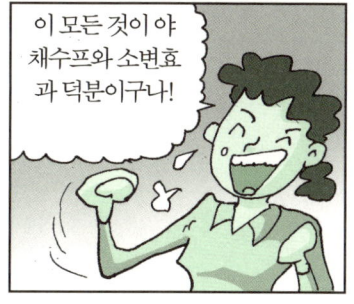
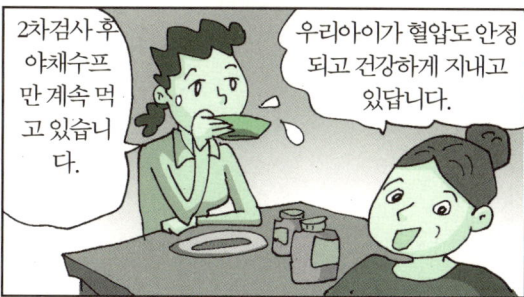

나의 망설임에 현대의료수준으로 절대로 사고가 없다는 의사의 말에 따라 혈관조영을 받아보기로 했다. 1차 검사에서는 뇌경색의 의심이 있었던 터라 채소, 야채수프와 소변요법을 시작한지 3주째였다.
　검사결과는 전혀 이상이 없었고 뇌혈관이 막힌 것이 아무 곳에서도 발견되지 않았다. 그러자 의사는 1차 검사 때의 그림자에 대해서 아무런 설명도 해주지 않았다.
　이런 결과로 볼 때 나는 채소, 야채수프와 소변효과 덕분이라고 생각할 수 밖에 없었다. 2차 검사 후부터 소변요법은 하지 않고 채소, 야채수프만 지속적으로 먹고 있다. 더구나 그때까지 진행하고 있던 전기치료조차 그만두었다.
　지금은 높았던 혈압도 안정되어 건강하게 지내고 있는데, 모든 것이 채소, 야채수프 덕분이라고 생각한다.

## 간종양이 된 강경변을 채소, 야채수프로 치료했다
(회사원 M씨, 48세)

나는 1985년부터 간장병으로 3번이나 입원과 퇴원을 거듭하다가 최종적으로 간경변이라는 진단을 받았다. 그 뒤로 친구의 권유로 2년 전부터 채소, 야채수프를 먹고 있다.

채소, 야채수프를 먹기 시작한지 5개월 후 병원에서 검사를 받았는데 종양의 흔적이 말끔하게 없어졌다. 나를 치료하던 의사들도 매우 놀랐다. 이것은 채소, 야채수프 건강법으로 치유된 기적이라고 할 수 있다.

그렇지만 나는 채소, 야채수프를 먹고 있다는 것을 의사에게는 말하지 않았고 병원에서 처방한 약도 먹지 않고 있다. 그렇지만 채소, 야채수프는 지금까지 하루도 거르지 않고 있다.

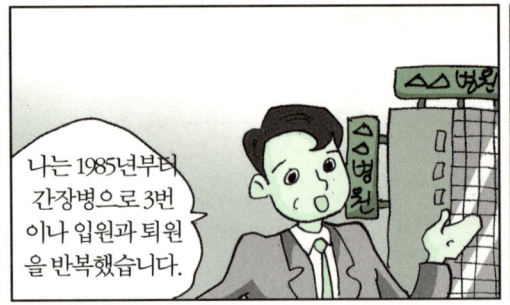

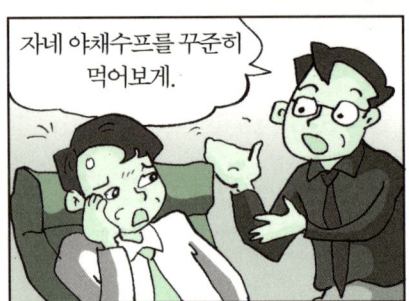
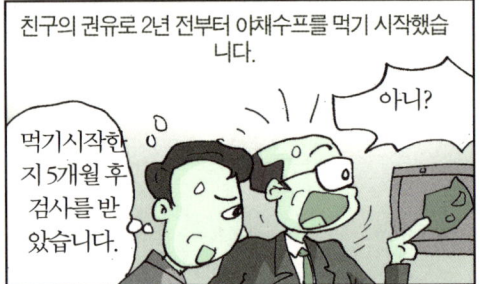
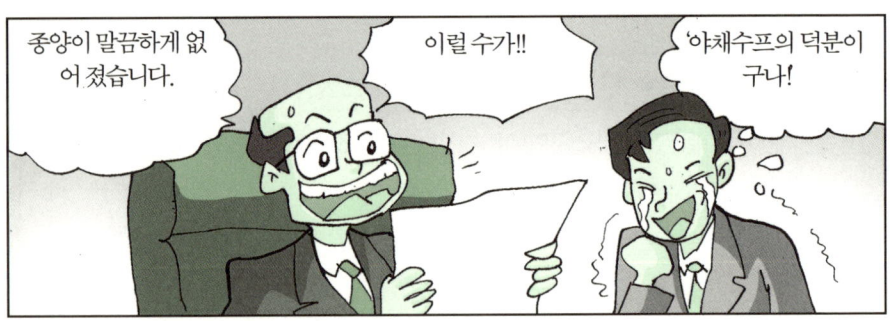
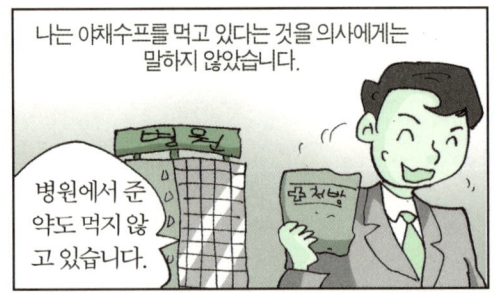
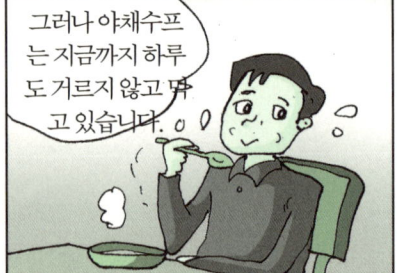

### 채소, 야채수프는 최상의 컨디션 유지해준다
(간호사 R씨, 33세)

 나는 간호사 10년차인데 의료에 대한 불신감이나 질병에 대한 불안이 30세를 넘어서면서 생기기 시작했다. 더구나 그때부터 몸에 뭔가 알 수 없는 이상이 생기게 되었다.
 이에 따라 의사진료를 받지 않고 내가 직접 납득할 수 있는 식사요법과 운동으로 건강을 찾아가고 있었다. 그렇기 때문에 약에 의존하는 일이 없었지만 피로감만은 연령 이상으로 심하게 찾아온 것 같았다.
 이때 채소, 야채수프에 대한 이야기를 듣고 그것을 당장 실행했다. 채소, 야채수프와 현미차를 먹기 시작하고부터 1개월이 되었다. 지금까지 부작용도 없고 피로감마저 없어졌으며 몸 안팎이 모두 놀랍도록 젊어진 느낌이다. 어쩌면 예전에 간장, 췌장, 신장 등의 검사결과에서 발견되지 않은 기능저하가 있었던 것이 아닌가 싶다.
 더구나 우유를 전혀 먹지 않고 있다. 참다운 건강이란 이처럼 굉장한 것이란 생각이 들어서 기쁠 따름이다. 따라서 한사람에게라도 더 이 건강법을 권하고 싶다.

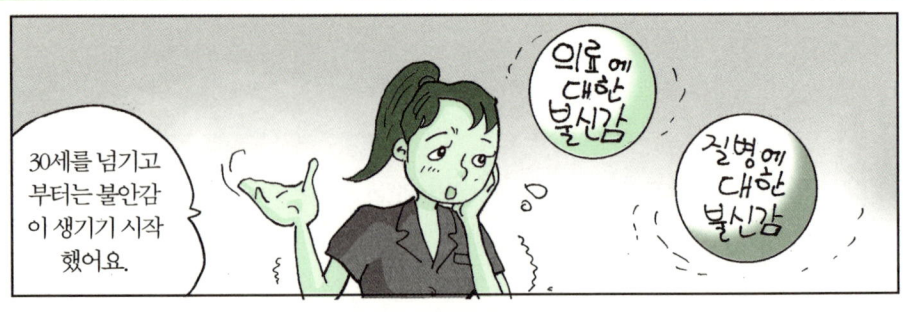
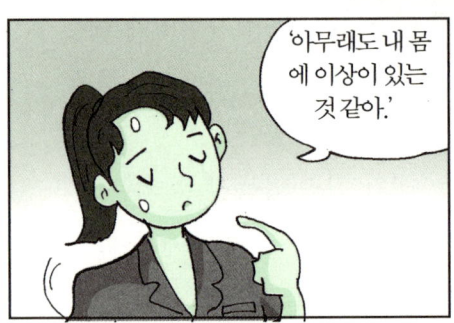
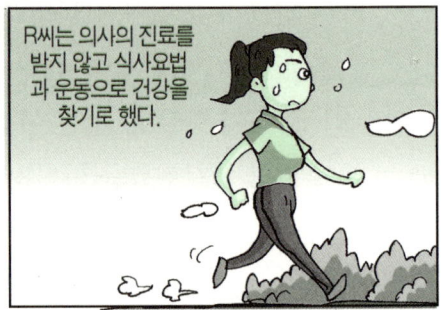
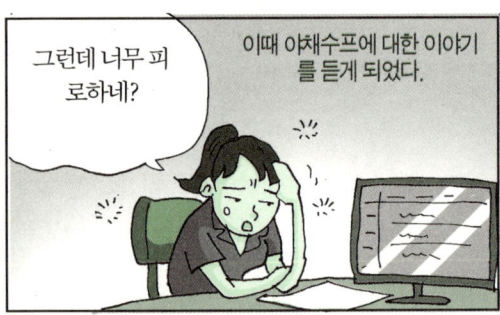
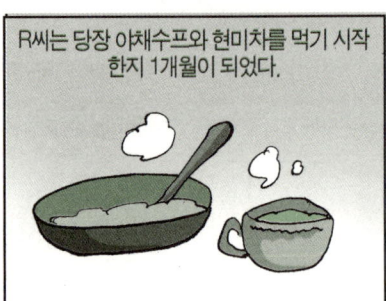
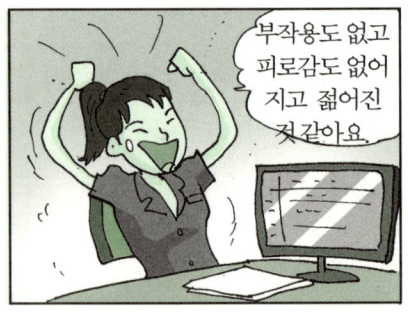
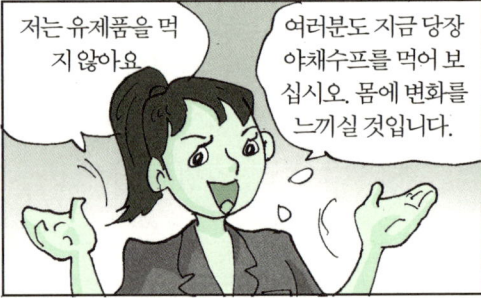

### 1년 밖에 못산다는 간장암을 채소, 야채수프로 치유했다
(초등학교 H씨, 32세)

나의 어머니는 간장암으로 병원에 입원하고 있을 때 주치의로부터 앞으로 1년밖에 살 수 없다는 말을 들었다. 더구나 항암제 투여로 어머니는 상당한 쇼크를 받아서 먹는 것은 물론이고 미음조차 먹지 못했다.

3월 하순에 고향 가까운 병원으로 옮겼다. 고향으로 돌아왔다는 안심 때문인지 내가 만들어 병원으로 가지고 간 채소, 야채수프를 맛있게 먹기 시작했다. 이때 전문가로부터 소변요법에 대한 지시도 받았다. 1개월 뒤 검사에서 어머니로는 건강한 음성 암으로 판정되었고, 몸의 컨디션 역시 좋아졌다. 나는 기뻐서 어찌할 줄을 몰랐다. 아직까지 황달이 심해서 의사는 회복까지 3개월이 걸린다고 했다. 그렇지만 어머니는 건강하게 살고 있다. 이처럼 채소, 야채수프는 한 목숨을 건진 하느님의 은혜라고 생각하고 항상 감사하는 마음을 가지고 있다.

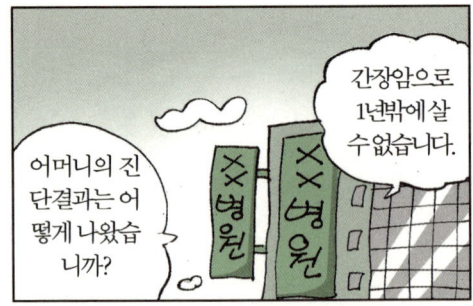
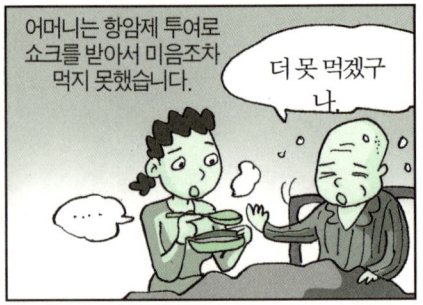
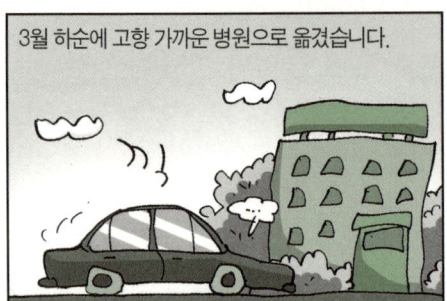
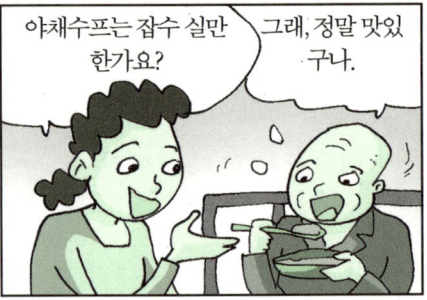
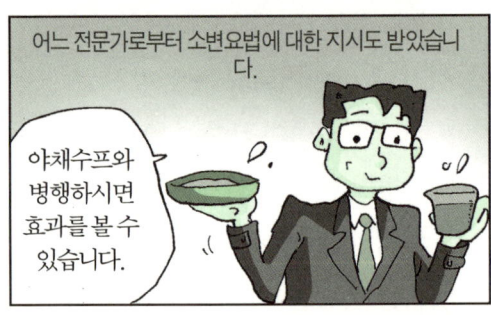
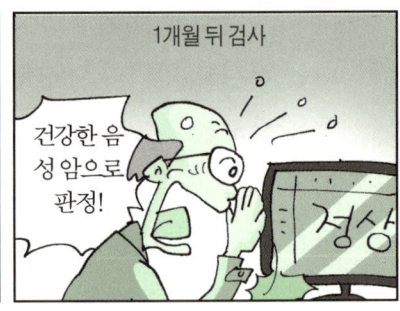
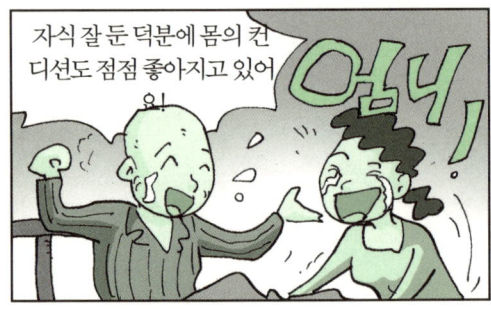
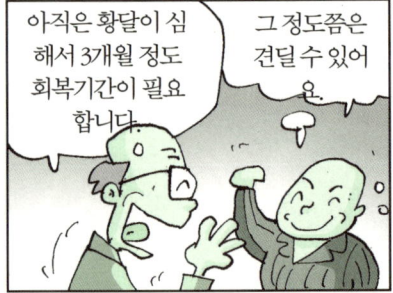

## C형 간염이 채소, 야채수프를 먹고 5개월 만에 치유
(세탁업 P씨, 40세)

나는 C형 간염이란 진단을 받고 인터페론의 치료를 생각했다. 하지만 부작용이 너무 심하다는 말을 듣고 병원에는 가지 않았다. 그 대신 채소, 야채수프를 먹기 시작한지 5개월이 된다. 그 후 병원을 찾아갔는데, 의사는 C형간염이 어느새 없어졌다고 했다. 정말 믿을 수가 없었다.

채소, 야채수프는 나의 은인이며 이것을 개발해 주신 분에게 감사의 마음을 가지고 있다. 3개월 후에 채소, 야채수프를 개발한 전문가를 만나기로 약속했다. 그때 다른 사람들의 체험담을 듣게 될 것이다. 병이 치료되면서 나는 다시 태어난 듯 기뻤다.

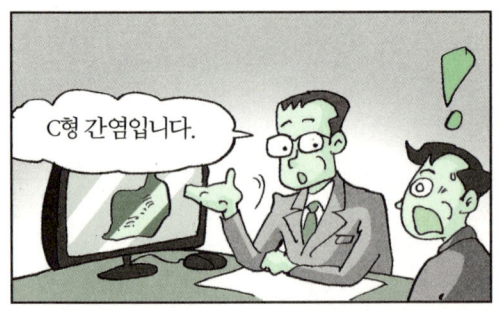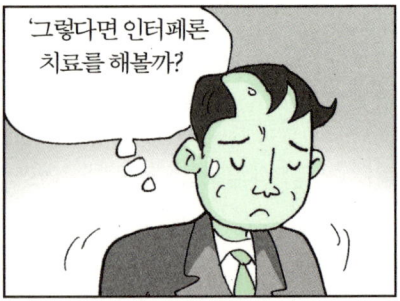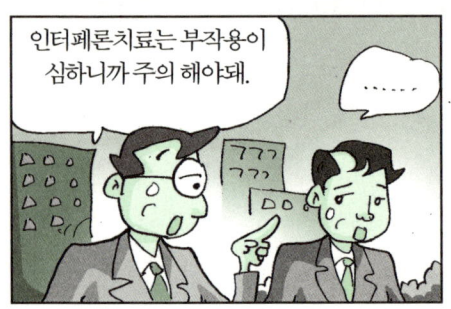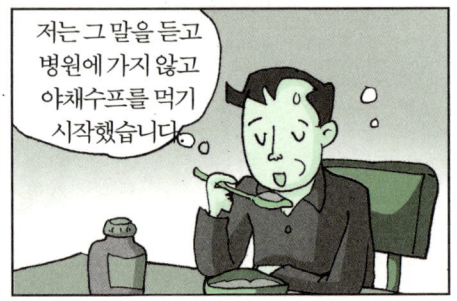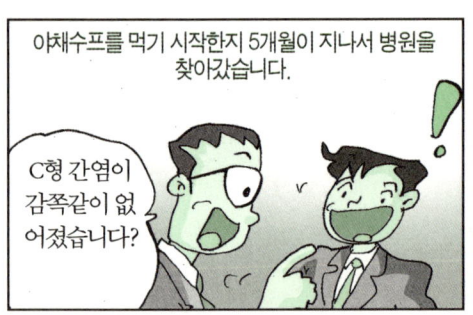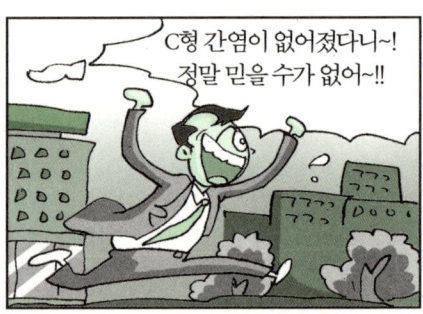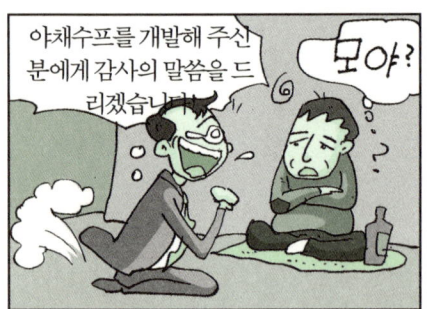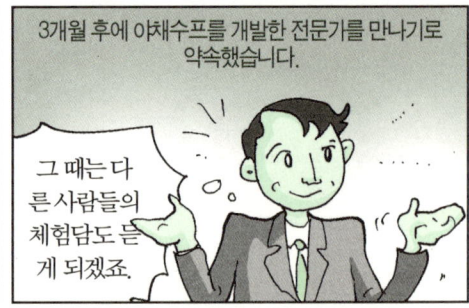

## 불쾌감과 불면증을 치료한 채소, 야채수프
(농업 L씨, 47세)

　채소, 야채수프와 현미차를 먹기 시작한지 불과 2개월 만에 나타난 굉장한 효과에 대해 놀라고 있다. 항상 혀가 하얗고 위에 물이 고인 듯한 불쾌한 느낌에 1년 내내 감기를 앓고 있었다. 이런 불쾌감으로 채소, 야채수프를 먹을 수 있을까라고 걱정했지만, 마강 먹기 시작하면서 그 불쾌감이 어느새 사라진 것이다.

　지금까지 나는 여러 가지 요법을 시도해 보았지만 모두 일시적인 효과뿐 치료가 되지 않았다. 그러나 채소, 야채수프를 먹고부터 겨울철이 되어도 감기가 들지 않고 혓바닥의 이상도 없어졌다. 도한 눈도 한결 시원해진 느낌이다.

　그래서 혹시나 싶어서 병원을 찾아가 검사를 받았는데 전혀 이상이 없다는 진단을 받았다. 저녁에도 편안하게 숙면을 취할 수가 있다. 앞으로도 채소, 야채수프를 먹고 더욱 건강한 생활을 하고자 결심했다.

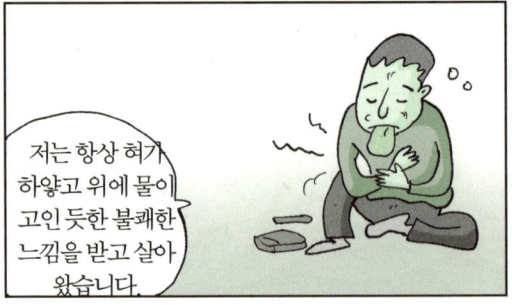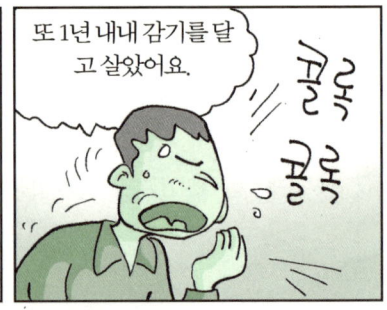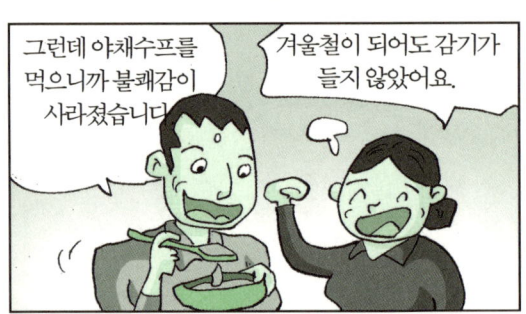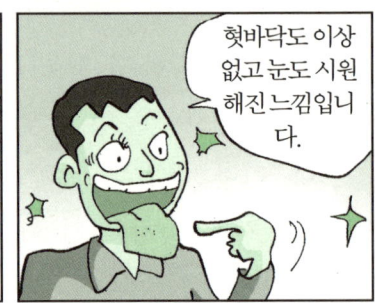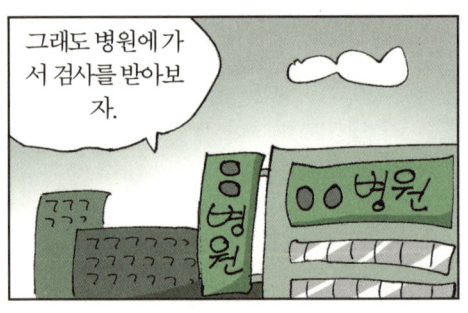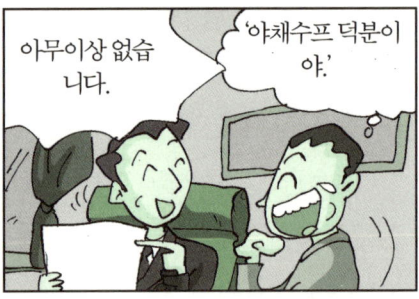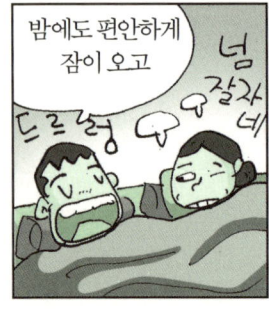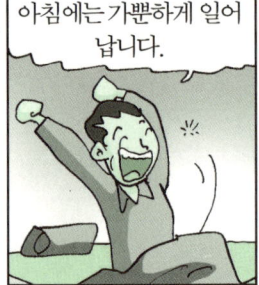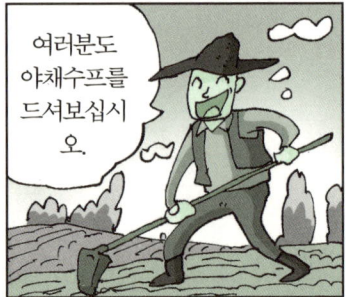

### 아내가 암으로 죽은 뒤 채소, 야채수프를 알았다
(의사 Y씨, 59세)

 52세 때 아직 인생이 많이 남았음에도 불구하고 나와 두 아이를 남겨두고 아내가 암으로 세상을 떠났다.
 1년 7개월간의 아내의 투병생활 중 나는 병원을 완전히 휴업하고 아내의 목숨을 건지기 위해 병과 싸우게 되었다. 그러나 그 보람도 없이 아내는 저 세상으로 떠났던 것이다. 아내가 죽은 후 우연하게 채소, 야채수프를 개발한 전문가의 강연을 듣게 되었다.
 그날의 주제가 '암과 치매'였다. 여기서 알게 된 것이 바로 채소, 야채수프가 갖는 힘에 대한 설명이었다. 또한 민간요법으로서 예부터 그와 비슷한 것이 각처에서 전해지고 있다는 것과 말기 암을 며칠부터 몇 십일 동안에 완전히 극복했다는 사람들에게서 직접 이야기를 듣게 되었다. 그때부터 채소, 야채수프를 만들어 보기로 한 것이다. 여러 가지 시행착오를 거듭하면서 만드는 방법을 익히고 먹어보았다. 그것도 내가 혈압과 간장병으로 급히 입원했기 때문이었다.
 내가 채소, 야채수프를 먹기 시작한지 2일 후부터 몸의 컨디션에 변화가 생기는 것을 느꼈다. 그리고 이것을 먹기 시작하

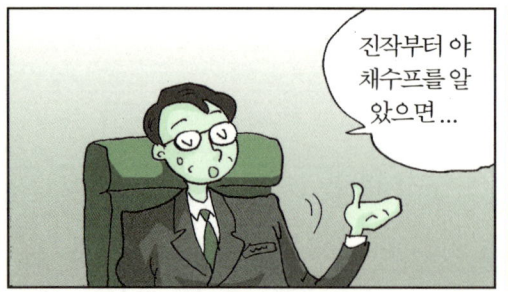
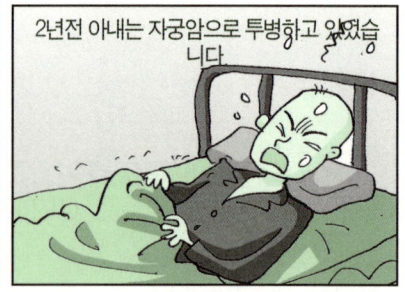
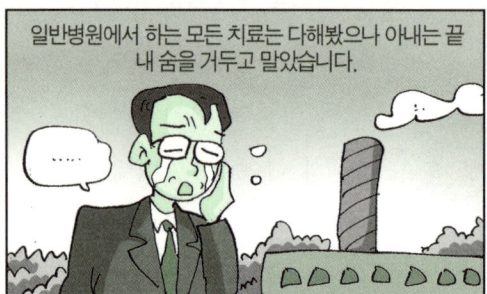
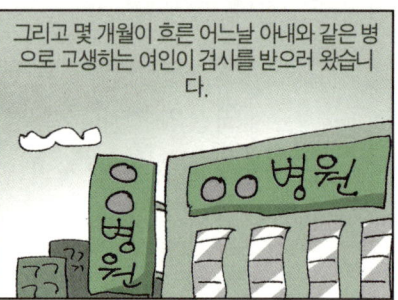
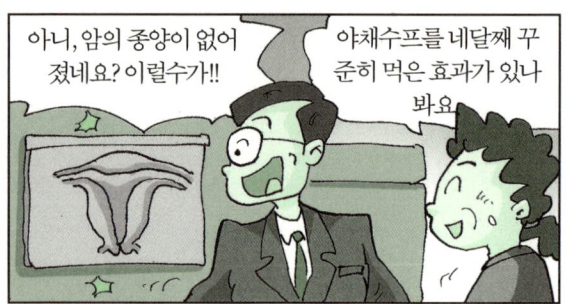
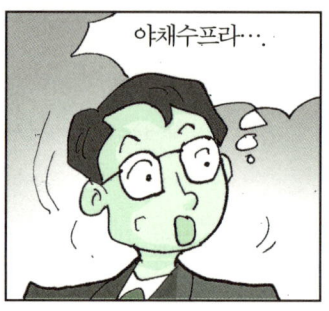
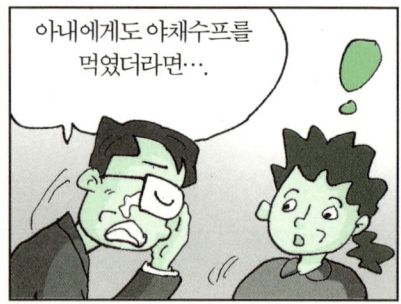
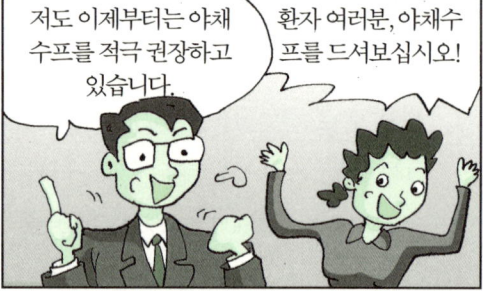

여 2주일 뒤에 검사를 받았다. 그 결과 혈압이 정상치로 돌아오고 상당히 떨어져 있던 간 기능도 분명하게 개선되었다는 사실에 놀랐다. 이후 나는 확신을 가지고 친구들에게도 채소, 야채수프를 권하고 있다.

 안타까운 것은 내가 채소, 야채수프와의 만남이 조금만 빨랐더라면 아내의 목숨을 건졌을지도 모른다는 생각이다. 죽은 아내의 넋을 달래고 암과 싸우고 있는 사람들에게 조금이라도 도움이 된다면 하는 생각에 이 채소, 야채수프를 추천하는 바이다.

# 제3장

## 질환을 치료하는 채소, 야채수프의 모든것

## 질환을 치료하는 채소, 야채수프

　　우리나라에 채소, 야채수프가 알려지기 시작한 것은 IMF 직후인 2000년대 초반부터이다.
　따라서 채소, 야채수프가 점차적으로 일반 사람들에게 알려진 것은 몇 년이 안 되지만, 지금은 채소, 야채수프의 효능이 만병통치약으로 불릴 정도로 그 인기는 하늘을 찌르고 있다.
　이에 채소, 야채수프를 판매하는 온 라인은 부지기수로 늘어났으며 건강을 최고로 생각하는 현대인들의 구미에 알맞게 배달되고 있다.
　이렇게 채소, 야채수프 바람을 타기 시작한 원인을 분석해보면 이것을 먹고 건강을 예방했거나 질환을 치료한 사람들의 구전 때문이었다.
　보편적으로 채소, 야채수프를 암환자가 많이 먹는다고 하여 치료약처럼 알려져 있지만 사실은 일본 사람 다테이시가즈씨가 개발한 것이다. 그가 개발한 채소, 야채수프는 5가지 근채식물을 끓인 야채탕 또는 야채 끓인 물이다. 한마디로 우리가 항상 먹고 있는 식품으로 만들어진 것이라고 할 수 있다.
　이것이 사람들의 몸에 긍정적인 영향을 강하게 미친다는 점에서 그만큼 야채류가 주는 건강상의 도움이 크다는 것을 입증한 것이다.

채소, 야채수프의 기본 원리는 '두한족열'이다. 이것은 머리를 차게 하고 발을 따뜻하게 해주는 원리로 허준의 『동의보감』에도 기록되어 있다.

채소, 야채수프의 재료 중 무, 우엉, 당근 등은 본래 양기식물로 몸을 따뜻하게 하는 양성재료로 알려져 있다. 이와 반대로

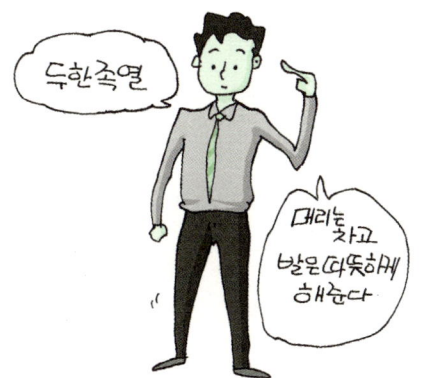

무청과 표고버섯은 음성재료인 것이다. 한의학에서 음양이 화합하면 그 효능이 배가 된다고 했듯이 무청과 표고버섯을 햇볕에 말리면 화학반응이 일어나 모두 양성으로 변한다.

이에 따라 다섯 가지 재료 모두 양의 기운을 가지기 때문에 사람의 몸에 들어가 각각의 효능을 발휘해 건강한 체질로 만들어

주는 것이다. 결론적으로 몸을 따뜻하게 하는 것은 동양의학상으로 건강을 지키는데 매우 중요한 처방이다.

 채소, 야채수프의 효과를 극대화시키기 위해서는 반신욕이나 족탕을 병행하는 것이 좋다. 즉 머리를 차게 하고 발을 따뜻하게 해주는 두한족열의 원리를 적용하고 있는 반신욕과 족탕은 채소, 야채수프와 궁합이 잘 맞다.
 다시 말해 채소, 야채수프를 통해 얻으려는 보온과 보양이 반신욕과 족탕을 통해 가장 원활하고 적절하게 잘 이뤄지기 때문이다.
 예로부터 잠을 편안하게 들게 하기 위해서는 발을 따뜻하게 해주면 된다는 말이 있다. 이 말처럼 하체를 따뜻하게 해주는 이유는 몸의 혈액순환을 극대화시키면서 따뜻한 곳에서 몸의 사기(나쁜 기운)인 기름이나 지방덩어리를 상체가 아닌 하체로 배출시키기 위해서이다.
 채소, 야채수프를 만들 때 재료가 물이라는 사실을 잊어서는 안 된다. 그 이유는 물에 많은 미네랄이 포함되어 있기 때문에 자연산 재료와 물의 조화는 찰떡궁합인 것이다.
 이것은 중국의 다도를 보면 알 수 있는데, 차의 맛은 물에 달렸다고 했을 만큼 좋은 물은 매우 중요하다.

여기에서 신선한 재료를 어떻게 구하고 그것이 진짜 인지 가짜인지를 생각하지 말아야 한다. 좋고 신선한 재료들은 우리주변을 살펴보면 얼마든지 널려 있다. 하지만 재료에 신경 쓰는 것보다 우선적으로 좋은 물을 어떻게 구할 것인가를 생각하는 것이 옳다. 더 중요한 것은 지금 결심하고 시도해 보고 실천하는 것이다.

## 아토피성 피부염을 치료하는 채소, 야채수프

　아토피성 피부염을 치료함에 있어서는 스테로이드, 호르몬제 등의 투여로 하는 치료법과 함께 식사요법까지 병행하고 있다. 그렇지만 아토피성 피부염은 현대의학 치료로는 부작용이 많기 때문에 완치될 가능성이 거의 없다.
　이것은 간단한 피부병과는 달리 인체 내부로부터 외부에 걸쳐 콜라겐의 작용이 전혀 다르다. 한마디로 체세포 자체가 기형에 가까워서 정상적인 체세포와는 다르게 독자적인 재생능력이 저하되는 경우가 대단히 많기 때문이다.
　즉 피부재생은 고사하고 피하조직이 요철로 되어 있기 때문에 원활한 혈액순환이 이뤄지지 않는다. 이에 따라 신진대사가 활성화되지 못하고 늦어지면서 그곳에 작은 종양들이 나타난다. 이것이 자꾸만 커지게 되면 피부암으로 발전될 가능성이 상당히 많다.
　여기엔 폴립 상태가 되는데, 알레르기와 폴립은 글자만 다를 뿐 표면과 내면에서 일어나는 차이가 없이 동일하다. 의사는 이런 환자를 접할 때 으레 "체질을 개선해야 한다."는 말만 되풀이 할 뿐이다.
　하지만 의사의 말을 무시하는 것이 아니라 체질개선 주사와 투약을 1년을 계속해도 아토피 피부염은 좀처럼 낫지 않는다. 그래서 다른 병원을 찾아가지만 마찬가지로 똑같은 말만 들을 뿐이다.

 그래서 아토피성 피부염과 알레르기를 치료하기 위해서는 반드시 지켜야 할 것들이 있다. 즉 우유나 밀크제품, 닭고기 등의 육류, 주스, 드링크, 청량음료, 칼슘제, 건강 및 보조식품류, 비타민제 등을 절대로 섭취하지 말아야 한다.

 이것을 지키지 못하면 평생 동안 알레르기와 아토피에 시달리면서 살아야 하고 심지어는 암이라는 극단적인 질환으로 발전

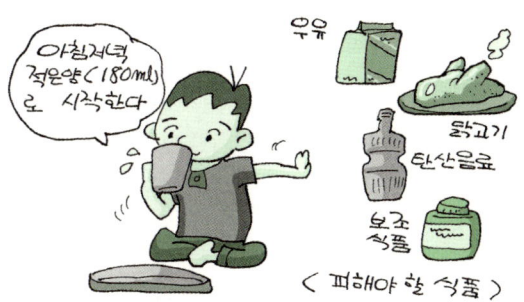

될 가능성도 있다. 사체에서 알레르기, 아토피성 피부암으로 사망한 사람의 신장을 조사해 보면 신장병과는 관계가 없다. 다시 말해 신장병이 아님에도 불구하고 신장기능이 칼슘과 화

학합성물질에 의한 부작용으로 못쓰게 된 것이다. 따라서 이와 같은 불순물을 무조건 체내로 들여보내지 말아야 하는 것이 예방의 지름길이다.

그 다음으로 아토피성 피부염환자의 99%가 비타민 B2 결핍이다. 이런 경우는 다음의 순서대로 차분하게 치료하면 된다. 처음 1주일 동안 아침과 저녁에 채소, 야채수프를 반드시 먹어야 한다(1회 우유 1병 분량). 왜냐하면 처음부터 다량을 먹게 되면 전신이 화상 입은 것처럼 피부가 빨갛게 부어오르면서 가렵고 통증이 심해지며, 3일이 경과되면 피부가 갈라지고 피가 나오며 고열이 나기 때문이다.

그렇기 때문에 서서히 체세포를 정상화시키면서 이와 함께 피부, 손톱, 모발, 전신의 골격 등을 튼튼하게 만들어야 하기 때문에 소량으로 차근차근 실행해야만 한다. 만약 1주일이 지나도 어떤 변화(피부)가 없다면 아침 180cc, 낮 180cc, 저녁 180cc로 처방을 바꿔 쓰고, 피부의 변화가 적다면 하루 1ℓ 까지 먹으면 된다.

이와 반대로 피부의 증상이 악화될 경우엔 수프의 양을 줄이면 해결된다. 이런 방법으로 하면 낫는 기간이 약 1~7개월(중증일 경우)까지도 걸릴 수가 있다. 이때는 스테로이드계의 약이나 기타 한약 등의 복용을 삼가야 한다.

만약 가려움증이 자꾸 심해지면 연고를 바르고 피부가 빨개지면 식용유를 살갗에 바른 후 젖은 냉찜질을 하면 해결된다. 특히 채소, 야채수프를 먹으면 반드시 구내염이 생기기 때문에 비타민 B2를 3일에 1정씩 먹으면 된다.
 이와 같은 방법으로 실행한다면 체세포의 재생능력이 몇 배로 증감을 되풀이하면서 정상적인 체세포가 생겨난다. 이와 동시에 손상된 피부, 모발, 손, 발톱, 골격 등이 건강해진다.

## 백혈병을 치료하는 채소, 야채수프

백혈병의 경우 채소, 야채수프와 현미차 0.8ℓ 이상을 매일 마시면 하루하루 좋은 효과를 볼 수 있다. 이때 병원 처방약은 서서히 줄여가면서 채소, 야채수프와 현미차를 10일 동안 먹으면 백혈구의 혈소판이 보통사람의 1/3까

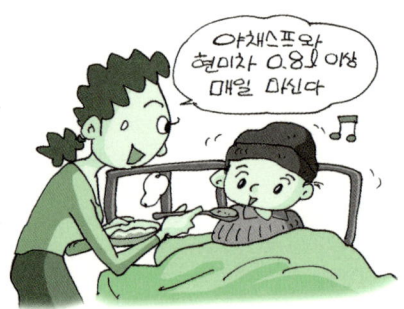

지 살아난다. 이때부터는 병원 투약을 중지해야 한다.

3개월 동안 먹으면 정상이 되고 1년을 먹으면 평생 동안 걱정이 없다. 방사성물질로 인한 부작용에서 나타나는 백혈병일 경우엔 채소, 야채수프와 현미차 1ℓ 이상(1일)을 마시면 혈소판이 하루에 1만2천, 백혈구가 700~1,100개로 늘어난다. 즉 1개월이면 거의 정상으로 치유된다. 또 돌연변이에 의한 급성 백

혈병일 경우엔 2주일동안 먹으면 혈소판이 13~16만, 백혈구가 3,700~4,000개로 늘어난다.
 기타 채소, 야채수프에 '플로틴(칼슘이 없는 것)'을 타서 아침 10g, 저녁 10g을 먹는다. 또한 '플로틴'을 확실하게 소화시키는 효소 '래시친'을 아침 1정, 저녁 1정을 함께 복용하면 효과가 배로 늘어난다.

## 무릎관절염을 치료하는 채소, 야채수프

무릎 관절염은 염증을 일으키기 때문에 통증에 시달린다. 이 질환은 현대의학으로 치료가 불가능하며, 오직 통증을 완화하고 진행을 멈출 뿐이다. 다시 말해 일시적으로 진정시키는 약물요법과 이화학요법 등의 치료법이 개발되고 있지만, 망가지거나 마모된 골격자체를 복원하여 원래의 상태로 되돌리는 치료법은 없다. 다만 인공뼈를 집어넣는 수술요법까지는 발달되었다.

하지만 채소, 야채수프는 체세포와 인체의 골격을 만드는 경

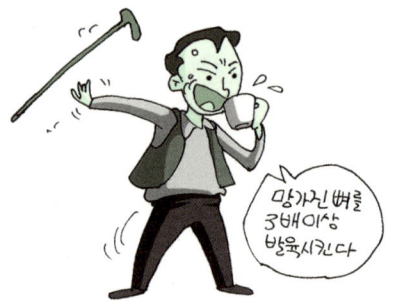

단백질작용을 일으킨다. 나이가 많아질수록 그 작용은 점차적으로 저하되며, 경우에 따라서는 정체됨과 동시에 가동이 중단되기도 한다. 여기에 실망하지 말라. 이런 망가진 뼈를 3배 이상 발육시키는 것이 바로 신비의 야채스프인 것이다.

채소, 야채수프를 분석해보면 7~8종의 물질이 함유되어 있다. 이것들이 체내에 들어가 활약을 시작하면 경이로울 정도로 세포의 활동이 향상된다. 이와 함께 애채수프를 먹기 전까지 전혀 반응을 보이지 않았던 다른 기능들까지 활발하게 움직임을 시작한다. 이것은 신진대사의 원활함으로 인해 기능회복과 동시에 뼈까지 생성해주기 때문에 채소, 야채수프가 신비의 명약으로 통하고 있다.

 하지만 아쉽게도 이런 결과를 확인하고도 비과학적이라며 무시하는 학자들이 대부분이다. 다시 말해 아무리 달나라에 가고 우주시대가 열렸다고 하는 첨단과학시대라고 하지만 뼈를 만들거나 체세포의 증식이나 재생능력은 어떻게 하겠는가. 비과학적이라고 할지라도 건강에 좋은 것은 좋은 것이다.

 인체에서 뼈가 형성되기 위해서는 인, 칼슘(어패류 섭취), 비타민 D, 천연철분, 미네랄, 석화(石火) 등이 필요한데, 이것은 채소, 야채수프와 현미차를 섭취하면 가능하다.

 특히 무릎 관절염, 골조증 등은 의약품이나 물리요법으로는 절대 치료되지 않는다. 더구나 채소, 야채수프와 현미차를 먹을 때는 병원에서 처방하는 약을 복용하거 물리치료를 해서는 치료가 되지 않는다. 따라서 병원의 처방약을 복용할 때는 절대로 채소, 야채수프와 현미차를 먹어서는 안 된다.

## 노망과 알츠하이머병을 치료하는 채소, 야채수프

나이가 먹을수록 생리적, 신체적, 정신적 등을 비롯해 모든 것이 쇠약해지고 기능마저 떨어진다. 이것들이 점점 더 심해져 정신병적으로 나타나는 증상이 기억력이 쇠하고 판단력이 흐려지며, 이해력이 약화된다. 따라서 환각과 망상 등이 나타나면서 결국 착란상태에 이르게 되는데, 이것을 치매라고 한다.

치매증상에는 뇌출혈 후의 후유증, 두부외상 후의 후유증, 알코올이나 약물중독 등 그 수가 실로 말할 수 없을 정도로 많다. 최근 들어 부쩍 많아지고 있는 알츠하이머병에 대해 관심과 함께 질문을 하는 사람들이 많다.

이 질환의 예방과 치료법은 현대의학으로선 도저히 불가능하다. 그렇다면 알츠하이머병이란 어떤 것인가?

20~50대에 걸쳐서 나타나는데, 예를 들면 어느 날 갑자기 자신이 누구인지, 자신이 어디에 사는지를 망각한 채 길을 잃어버려 부랑자가 되어 방황하게 되는 증상인데, 증상은 매우 다양하게 나타난다.

그렇다면 왜 이런 증상이 나타날까? 이것은 어느 날 갑자기 뇌세포가 어떤 원인에 대해서 와르르 무너지게 되면서 시작되는 것이다. 물론 질환의 원인에 대해서 아직까지 정확하게 나타난 것이 없으며, 이와 함께 치료법 또한 구체적인 것이 없다.

다만 뇌간과 소뇌와의 연락구를 통과하는 신경세포가 갑자기 단절되면서 발생된다는 정도만 알고 있는 것이다. 즉 땅속에 묻힌 수도관에서 수돗물이 누수 되는 것과 같은 이치이다.

 사체를 부검할 때 뇌와 뇌 사이에 전동용특수소로 통해서 저주파를 보내면 뇌세포는 정상인처럼 작동된다. 이것으로 뇌세포가 어떤 경로나 어떤 영향으로 어떻게 작동되었는지는 모르지만 한 가지 확실한 요인은 알 수 있다.
 즉 뇌세포와 신경세포에 다량의 칼슘과 동물성 지방을 채우고 저주파를 보내면 알츠하이머증세와 같은 반응이 감지된다. 한마디로 뇌세포와 신경세포를 위해 칼슘과 동물성 지방의 섭취를 줄여야한다는 결론이다.
 지금의 병원에서는 고혈압과 심장병에 유비대카래논제를 함유하는 혈압강하제, 강심제, 항협심증제를 투여한다. 하지만 이것을 처방할 때 의사는 칼슘 제나 칼슘이 함유된 음식물, 건강식품 등의 섭취를 하지 말도록 고지해야 한다.
 그래서 의사의 말보다 더 중요한 것은 환자 스스로가 의사의 고지를 확실하게 지켜주는 것이다. 이와 함께 의사 역시 약성분에 대한 위험을 확실하게 인식한 후 환자에게 처방해야 하며

기적의 채소, 야채수프 47가지 치료방법

환자에게도 의약품의 장단점을 확실하게 설명해주는 것도 의무라고 생각한다.

또 하나 태아 뇌세포는 배타단백의 작용으로 성장과 발육이 억제되고 출산 때까지 자궁 내에서 모든 기능을 하도록 프로그램화 되어 있다. 그래서 출산과 동시에 배타단백은 뇌신경세포와 뇌신경 원섬유세포로 변화된다. 따라서 간뇌는 감정을 표현하고 뇌의 성장은 신체의 발육동작을 촉진하는 것이다.

그렇지만 노망이 시작되면 어떤 이유에서인지는 모르지만 뇌세포에 배타단백이 두드러지게 증식되면서 뇌신경세포가 점점 사라져간다. 이것이 완전하게 발전된 후에 남아 있는 뇌신경섬유세포는 강상이 되면서 속이 텅 빈다.

**이런 증상이 왜 생기며 원인이 무엇인지를 알아본다.**

첫째 인체에 미치는 면역의 강도를 다르게 하는 동물성 단백질, 우유, 밀크제품 등을 많이 섭취하는 경우다.

동물의 나이와 인간의 나이를 비교할 때 5 : 1이다. 즉 인간의 1살이 동물은 대략 5살이 된다. 따라서 사람이 10세이면 동물은 50세, 20세이면 100세와 같은 것이다. 주변을 살펴보면 10대에 백발, 고혈압, 당뇨병, 십이지장, 위궤양 등의 증상들이 나타난다. 다시 말해 과거와는 달리 의외로 노병(老病)이 많다. 더구나 심장병과 뼈의 강도가 약해져 꺾어

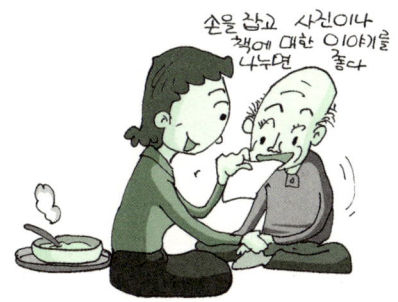

지기 쉬운 것도 좋은 예라고 할 수 있다. 한마디로 20세의 노망이란 말도 틀린 것이 아니다.

　둘째 화학합성물질에 의한 색소제나 항생물질의 장기 다량 투여는 오히려 베타단백을 증식시키는데 무척 빠르다. 이것은 많은 동물실험과 임상실험에서 밝혀졌다. 다시 말해 약의 양과 기억의 변화에 두드러진 반응이 나타난다는 것을 알았다.

　사망한 환자의 뇌를 보면 뇌의 혈관은 물론 뇌세포 속까지 환자 본인의 것이 아니다. 즉 화학합성물질에서 색소까지 뒤섞인

것들이 뇌기능을 차단하고 전달을 방해한 것이다.

　의사는 알코올중독이나 약물중독으로 손가락이 떨리는 증상을 환자에게 주의를 고지시켜야함에도 불구하고 도리어 많은 투약을 권한다. 그렇게 되면 노망과 함께 뇌 자체를 마비시키게 되는 것이다.

 알츠하이머병으로 사망한 환자의 뇌세포를 조사해보면 이 질환으로 사망한 경우가 그렇게 많지 않다. 그 대신 뇌신경세포의 기능마비로 사망한 경우가 더 많다. 따라서 노망으로 여러 가지 질병을 예방하기 위해서는 주 병명에 대해서만 투여하고 다른 질병에는 투약하지 말아야 한다. 이것은 의약품 부작용에 대한 공포 때문이다.

　셋째 노망은 현대의학으론 도저히 치료할 수도 없으며, 치료약도 존재하지 않는다. 이것은 지금까지 노망을 위해 치료약을 처방하지만 치유되는 사람이 전무후무하기 때문이다.

 다시 말해 노망의 치료를 위해 오로지 향정신성 약만이 투여되고 있는 것이다. 따라서 채소, 야채수프의 위대한 힘을 알고 있다면 하루에 최저 0.8ℓ 를 먹으면 된다.

 채소, 야채수프에는 뇌의 발육에 꼭 필요한 인이 대량으로 함유되어 있기 때문에 노망방지와 기능회복에 최고의 치료약이라고 해도 과언이 아니다. 그렇지만 노망회복에 반드시 필요한 것은 해당 환자의 과거기록이며, 이것은 매우 중요한 역할을 한다.

 예를 들면 노망환자와 관련된 과거의 물건이나 사진들을 비롯해 책들을 꺼내 놓고, 하루에 수십 번 환자의 손을 꼭 잡은 후 물건이나 사진이나 책에 대해 이야기를 해주면 효과가 있다.

 이때 조심해야할 것은 환자가 이야기를 듣지 않는다고 화를 내거나 큰소리로 야단을 치면 절대로 안 된다. 더구나 폭력은 더더욱 금지해야 하며, 노망이 들었다고 환자에게 함부로 이야기해서도 안 된다.

 이밖에 좋은 것은 환자와의 동반산책인데, 여기서도 지켜야할 사항들이 있다. 즉 집주변에 산책하거나 화장실에 동행할 땐 항상 환자의 오른팔에 팔짱을 낀다. 그런 후 이야기를 하면서 환자보다 미리 자신의 발을 앞으로 내디디고 환자를 천천히 이동시킨다.

 이렇게 하면 아무리 고집이 센 환자라도 얼마든지 편안하게 유도할 수가 있다. 그리고 뇌 장해 노망의 치료는 아침, 점심, 저녁 세끼3엔 쌀밥을 먹고, 걷기를 하는데, 가능한 한 약은 먹지 않는 것이 훨씬 좋다.

## 뇌 장애를 치료하는 채소, 야채수프

동맥경화, 언어장애, 뇌장애, 외상성, 당뇨병에 의한 뇌출혈, 뇌출혈 후유증, 뇌종양, 뇌연화, 간질병발작, 뇌장애로 인한 보행불편, 실금, 상동실금의 간질발작 등이 있으면 채소, 야채수프와 현미차를 하루 0.8ℓ 이상 30일 이상 먹는다. 이후부터는 병원에서 받은 처방약은 서서히 감소시켜야만 한다. 1개월을 먹으면 어떤 간질발작이라도 완치가 된다.

타의 뇌장애에 의한 기능장애(마비) 등이 있으면 채소, 야채수프 0.8ℓ 와 현미차 0.8ℓ 이상(1일 24시간 동안)을 3일간 지속적으로 먹으면서 병원에서 받은 처방약은 복용하지 말아야 한다. 즉 이런 질환일 때 채소, 야채수프를 먹어본 사람이라면 뇌기능회복에 대한 특효약이라고 생각할 것이다. 만약 고혈압이라면 병원 처방약을 무 자르듯 싹둑 끊지 말고 점차적으로 서서히 줄이는데, 기간은 최소한 3개월이어야 한다.

예를 들어 뇌장애로 5년간 자리에서 일어나지도 못하고 기저귀를 차고 말도 못하며, 양손이 구부러지는 환자들에게 채소, 야채수프가 최고다. 즉 6개월을 먹으면 혼자서 걷고, 1년을 먹이면 말문이 트이고 바지까지 스스로 입을 수 있다. 이때도 병원에서 받은 처방약을 복용한다면 효과를 볼 수가 없다.

또 다른 예를 들면 뇌종양수술 후 파이프를 넣고 있을 때 채소, 야채수프와 현미차를 3일간 먹이면, 파이프 속으로 생성된 뇌세포가 들어오기 때문에 파이프를 하루빨리 제거해야 한다.

 그렇지 않고 파이프를 그대로 두면 생성된 뇌세포에서 제거시키는데 시간이 걸리고 두통까지 동반된다. 기간은 6개월인데 먹은 후와 먹지 않을 때와의 뇌 상태를 비교하면 천지차이가 날 정도로 회복된다.

 주의해야할 사항은 뇌와 척추, 척추골절 등에 의한 기능장애,

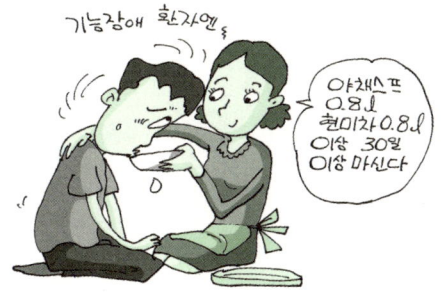

하반신마비 등은 어떤 경우라도 저주파전기치료나 침을 비롯한 모든 자기치료를 반드시 피해야만 한다.

 넷째 병원에서 처방받은 쓸데없는 약을 먹지 말아야 한다. 즉 수십 년을 하루도 쉬지 않고 약을 먹고 있지만, 질환이 낫기는

커녕 도리어 그 약으로 인해 기능마비로 나타날 경우가 많으며, 나아가 치료를 방해하기도 한다.

특히 마비된 기능을 회복시키는데 가장 중요한 것은 조금이라도 걸을 수 있게 되었을 때 누구의 도움도 받지 말고 스스로 해결해야만 된다. 다시 말해 환자가 안쓰러워 구원의 손길을 내밀어주는 것은 환자를 위하는 것이 절대로 아니다. 우리들은 지금까지 삶을 살아오면서 수많은 기적을 보았듯이 채소, 야채수프의 기적 도한 경이로움 그 자체이다. 급하면 돌아가라는 말이 있듯이 절대로 조급하게 굴지 말아야한다.

따라서 기능회복에 필요한 조건들을 살펴보면 첫째 절대로 동정을 말아야 한다. 둘째 화를 내서는 안 된다. 셋째 매일 관찰이 필요하다. 넷째 환자의 손에 호도나 작은 공을 쥐게 한다. 다섯째 발가락, 발목, 무릎을 순서대로 움직이게 한다. 여섯째 깨어있는 동안 항상 움직이게 한다.

## 유방암과 자궁암을 치료하는 채소, 야채수프

 유방암의 경우 말기나 악성일지라도 2개월 동안 채소, 야채수프와 현미차를 각각 1ℓ 이상 빠트림 없이 먹는다면 자신도 모르게 없어진다. 따라서 수술요법이 필요하지 않다.

 또 자궁의 경우 23일 동안 채소, 야채수프와 현미차를 1ℓ 이상씩 빠트림 없이 마시면 암주위에 나타나는 젤리상태가 제거되고 암의 중앙부분만 까맣게 굳는다. 채소, 야채수프와 현미차를 마시는 동안에 암은 작아지고 자궁자체의 색깔인 분홍색을 띠면서 건강해진다.

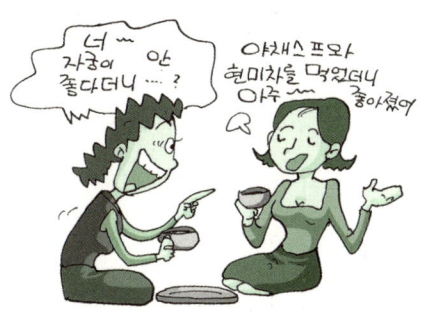

 그렇지만 1,000명 당 1명꼴은 한 개의 막대처럼 굳어져(암과는 관계가 없음) 칼이나 가위로도 자르지 못하는 고체로 변한다. 이런 경우엔 통증이 병행되며 이것이 다른 쪽을 찔러 출혈할 가능성이 높기 때문에 하루빨리 병원을 찾아가 절제해야만 된다. 회복기간은 6~7개월은 마셔야 효능을 볼 수 있다.

## 당뇨병을 치료하는 채소, 야채수프

당이 몸 안에서 흡수되지 않고 오줌을 통해 밖으로 배출되는 것을 말한다. 그렇지만 당뇨는 관리를 잘하면 합병증을 예방하면서 건강하게 지낼 수 있다. 하지만 당뇨도 종류가 있는데, 그 중에서 가장 두려운 것은 겉으로 나타나지 않고 내장 속에서 당뇨가 일어나는 것이다. 더구나 이런 사람이 의외로 많다는 사실이다. 다시 말해 이런 당뇨는 소변으로 배출되는 것보다 더 악질로 알려져 있다.

예를 들어 어느 날 갑자기 쓰러지거나 몸 전체가 후들거려서 병원에 갔는데, 당뇨로 진단을 받고 바로 입원하여 인슐린 주사를 맞는 등 주변사항이 어떻게 돌아가는지를 전혀 예측하지 못하는 사람이 있다. 이것이 바로 급성 당뇨병인 것이다.

따라서 이런 일이 발생하지 않도록 하기 위해서 40세가 지나면 무조건 혈액검사와 소변검사를 2~3년에 한 번씩 주기적으로 받아야 한다. 이것을 다른 말로하면 예방의학이라고 한다. 만약 검사에서 혈당지수가 600~650으로 나왔다면 매일 1만보를 걸으면 해결된다. 다시 말해 식사를 한 다음 무조건 움직이는 습관을 기른다면 건강을 유지하는데 더없이 좋다. 그리고 채소, 야채수프 0.8ℓ, 현미차 1ℓ 이상을 1년 간 먹으면 당뇨가 소멸된다.

만일 직장인이라면 현미차를 지참하여 다니면서 차 대신 마시고(낮 시간), 아침저녁에는 집에서 채소, 야채수프를 먹으면 된다. 이것들을 먹을 때 식이요법도 필요 없고, 감미식이나 알코올 등을 섭취해도 탈이 없다.

이럴 때 반드시 지켜야할 것은 아침, 점심, 저녁 세 끼니는 항상 쌀밥과 어패류를 먹어줘야만 한다. 그 대신 우유, 치즈, 버터, 육류 등을 섭취해서는 안 된다. 이런 주의사항들을 제대로 지키지 못한다면 병을 치료한다는 것을 아예 포기하는 사람이라고 생각해도 된다.

또 다른 주의사항은 먹는 약이나 인슐린 등 그 어느 것도 반드시 오전 중에만 사용해야 한다. 하지만 예외의 경우도 있는데, 갑자기 심각한 상태가 나타날 때는 오후라도 먹는 약이나 인슐린 등을 소량으로 사용하면 된다.

혈당지수가 400이 나온 사람이 채소, 야채수프와 현미차를

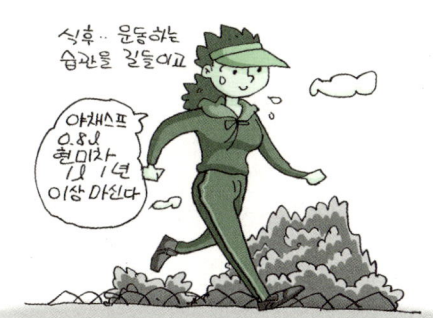

먹고 있다면 10일째부터 당뇨가 나오지 않는다. 이것은 10명의 임상실험을 통해 나온 결과가 6명이다. 만약 이들이 인슐린주사를 맞고 있다면 저혈당에 주의를 해야만 한다.

병원에서 보편적으로 당뇨치료를 위해 부족한 당분을 보충하는 방법으로 칼로리를 계산해 식사를 제안한다. 하지만 이런 식사요법은 당뇨환자들을 영양실조로 내몰고, 급기야는 백내장이 생겨 눈이 실명할 수도 있다. 인간이란 생명이 붙어 있는 한 먹고 마시는 것을 즐거움으로 생각하고 있다. 따라서 영양실조에 걸려 장님이 되기보다는 먹는 즐거움으로 건강하게 사는 것도 좋이 않겠는가.

그러나 먹는 즐거움에서도 고기만은 삼가야 한다. 고기의 혈액 속에는 알레르기를 유발시키는 인자가 많이 함유되어 있기 때문이다. 그 대신 어패류를 많이 먹는 것이 좋다. 어패류 속에는 천연 칼슘, 철분, 비타민 B2 등이 고기보다 3~7배가 함유되어 있고 알레르기의 인자도 없다.

## 신장병을 치료하는 채소, 야채수프

### 효능
복용기간은 철저하게 지켜야만 한다. 약을 먹은 후 15분이면 나타나는데, 먼저 오줌이 잘 나오면서 오줌색깔과 냄새 등이 정상화가 된다. 이것 외에 가능한 한 채소, 야채수프를 아침저녁으로 각각 180cc를 먹어주면 효과가 배로 향상된다.

### 재료
목천료(개다래나무) 100g, 감초 100g, 물 4홉(1회 분은 목천료 5g, 감초 5g이다)

### 만드는 법
1. 물에 목천료, 감초를 넣고 물이 펄펄 끓으면 약한 불로 10분가량 더 달인다.
2. 1이 완성되면 식힌다.
3. 먹을 때는 미지근하게 데운 후 1일 3회씩 나누어 마시면 된다.

### 잠깐!
1. 위 처방을 꼭 지켜야 한다.

2. 목천료는 자그맣고 둥근 것이 좋다.

3. 치료기간은 1~2개월이다.

4. 연속사용은 금물이다.

5. 목천료와 감초찌꺼기는 버리지 말고 재탕으로 사용하면 된다.

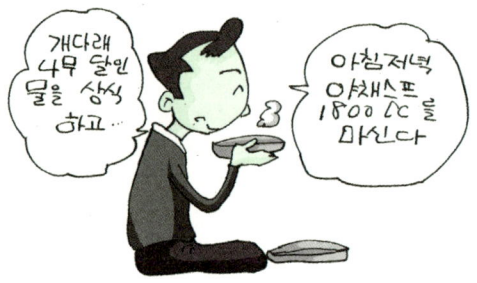

6. 현미차를 절대로 먹어선 안 된다.

상기 처방대로 행하면 40일이면 모든 치료가 끝나기 때문에 41일부터는 아침, 점심, 저녁 세끼에 채소, 야채수프 180cc씩 하루도 빠짐없이 먹는다. 그러면 평생 동안 병에 걸리지도 않고 건강한 신체를 유지할 수가 있다.

또한 신장병, 고혈압 환자를 비롯해 일반사람들까지 염분의 섭취를 많이 하지 말라고 충고한다. 이것은 잘못되어도 한참 잘못된 충고이다.

 만약 이 세상에 소금이 없어진다면 어떻게 될까? 상상만 해도 끔찍하다. 소금이 있어야 맛있는 음식을 만들어 먹을 수 있고, 또 사람의 몸도 적당한 염분을 섭취해야만 건강을 유지할 수가 있는 것이다.

 절인매실 1개에 들어 있는 염분은 5g이다. 이것을 먹은 후 해초 5g이나 미역 5g을 먹어주면, 뱃속의 염분은 해초나 미역에 흡수되어 밖으로 배출된다.

 특히 당뇨, 간, 폐, 신장병, 기타 질병에 시달리고 있는 사람들이 채소, 야채수프와 현미차를 계속해서 먹는다면 술, 담배, 염분, 당분, 식사 등을 제한할 필요가 없다. 그렇기 때문에 건강한 신체로 인생의 즐거움은 평생 동안 맘껏 누릴 것이다.

# 제4장

## 채소, 야채수프만의 전매특허

## 밝혀진 채소, 야채수프의 비밀

　수많은 영양소와 미생물들이 함유되어 있는 자연의 토양 속에서 새로운 싹을 틔우고 성장한 야채는 이런 수많은 영양소의 혜택을 받고 있다. 더구나 인간들의 모든 비타민을 풍부하게 제공해 주는 것도 야채다.
　특히 야채 중 토양의 혜택을 가장 많이 포함한 근채류 중심의 채소, 야채수프는 지금까지의 야채라는 개념을 바꾸는 놀라운 효과를 나타내고 있다.
　하지만 현대농업은 이런 야채를 화학합성물질인 비료 탄 물을 이용하는 수경재배라는 농작물을 만드는데 성공하였다.
　그러나 이 야채는 흙 속에 들어 있는 미생물에 의하여 생성되는 훌륭한 자연의 약물이 포함되지 않는 껍데기일 뿐이다.
　이런 야채를 계속해서 먹는다고 가정해보자. 사람들은 언젠가는 인체기능에 커다란 악영향을 받을 것이다.
　그렇지만 자연산으로 만든 채소, 야채수프는 수많은 사람들을 공포에 떨게 하는 암에 대해서 강한 치유력을 가지고 있다. 보편적으로 사람들은 암에 걸리면 절대로 살아남지 못한다고 생각한다. 하지만 채소, 야채수프는 많은 사람들의 암을 단시간에 고쳐주고 있다.
　암은 세포의 갑작스러운 암화에 의하여 나타난다. 이런 암을 신체 고유의 치유력으로 고치기 위해 암에만 엉겨 붙는 물질이

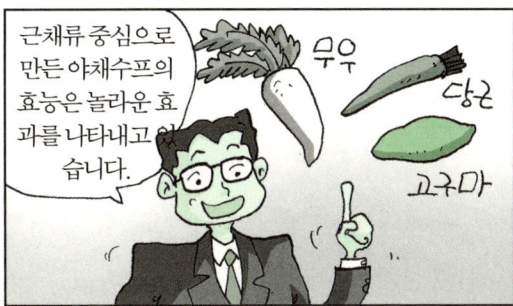
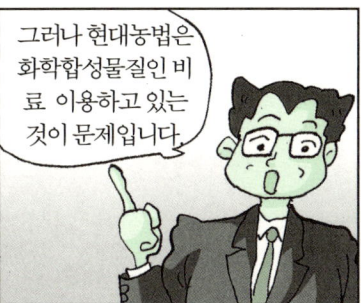
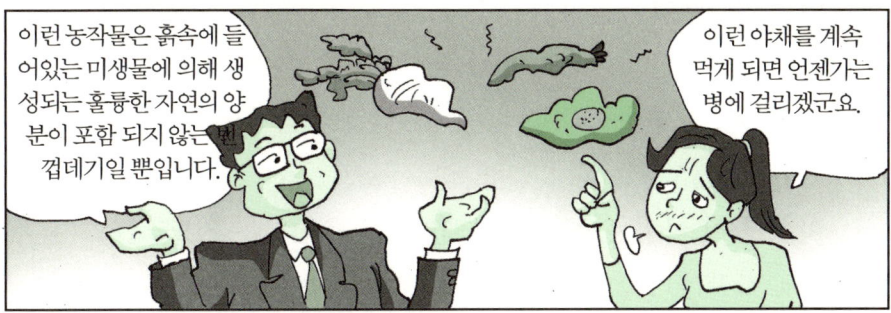
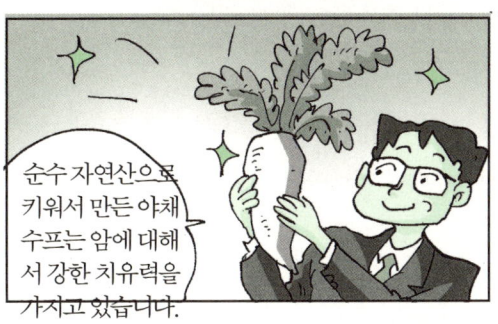
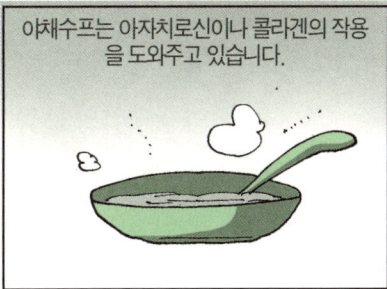
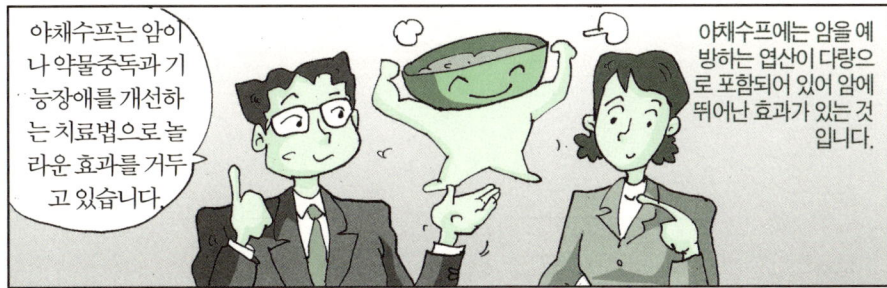

있다.

이 물질은 대사현상에 관계되는 단백질의 하나로 치로신으로부터 변환된 아자치로신과 인체의 1/3을 차지하고 있는 경단백질인 콜라겐이다.

그러나 안타깝게도 콜라겐이나 아자치로신이 인간의 체내에서 반복하고 있는 생화학적인 메커니즘에 대해서는 아직까지 알려지지 않고 있다.

이밖에 이 물질은 몸의 영향밸런스를 취한다는 것도 알려져 있다. 따라서 채소, 야채수프는 아자치로신이나 콜라겐의 작용을 도와 암이나 약물중독 또는 기능장애를 개선하는 치료법으로 놀라운 효과를 거두고 있다.

또 채소, 야채수프에는 암을 예방하는 엽산이 다령으로 포함되어 있다. 이것도 채소, 야채수프가 암에 뛰어난 효과를 나타내는 이유 중의 하나다.

## 채소, 야채수프는 건강의 야누스

 효능이 많은 채소, 야채수프지의 원래 목적은 병의 치료보다 예방을 위한 것이다. 따라서 잘못 먹으면 오히려 병을 불러오는 결과를 초래할 수가 있다.

 포유동물의 혈액이 인체로 들어가면 알레르기를 일으키거나 혈관 속에서 소용돌이치면서 흐른다. 이것은 심장과 동맥을 위축시키는 꼴이 된다. 육류에는 지스토니아균이 들어 있어 뇌의 장애를 일으키는 경우가 많다.

 또한 식육의 중지방분이 인체로 들어가면 콜레스테롤이 되는데, 이것이 쌓이거나 고이면 혈관이 좁아진다. 여기에 육류에 들어있는 칼슘이 콜레스테롤을 향하여 치닫게 되기 때문에 통과 장애가 발생한다. 이것이 뇌에서 발생하면 혈관이 막히거나 끊어지게 된다. 만약 심장에서 칼슘이 굳어지면 콘크리트를 쌓는 것과 같기 때문에 결과는 뻔하다.

 따라서 육류나 유제품을 비롯해 그것으로 조리한 요리 등을 멀리 하고 채소, 야채수프를 먹는다면 건강에 대한 보장을 확실하게 받을 수 있다. 즉 치매증과 노화방지가 되기 때문에 불노장수를 누릴 수 있다.

기적의 채소, 야채수프 47가지 치료방법

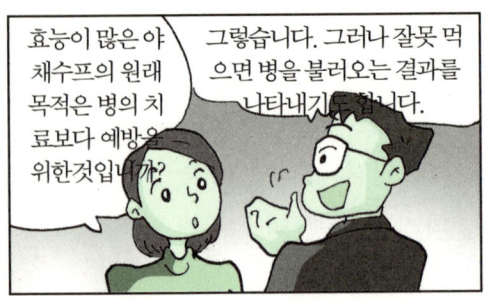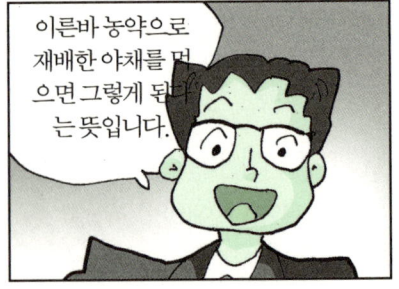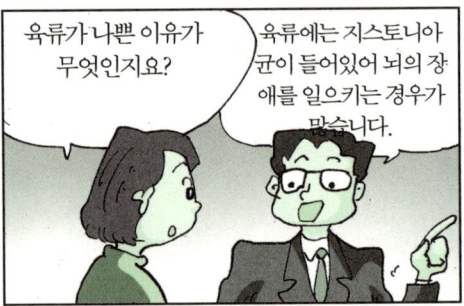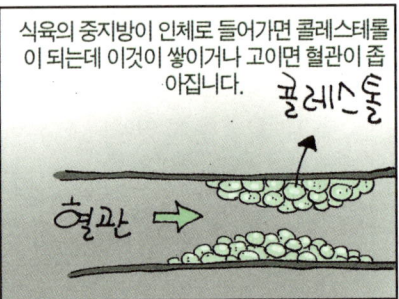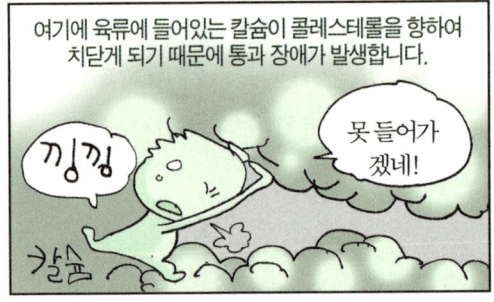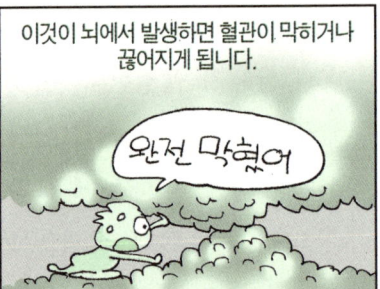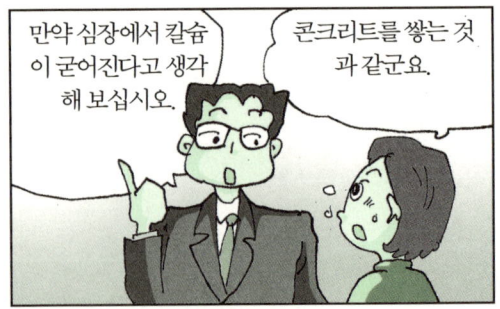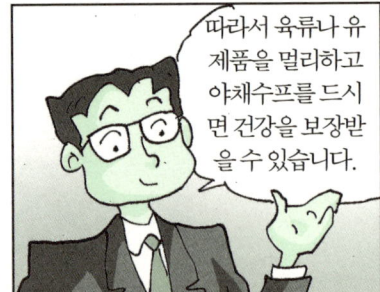

## 체세포를 생성하는 채소, 야채수프

 채소, 야채수프를 먹는 이유는 질병을 예방하거나 신체 스스로 면역력을 키우기 위한 방법인 것이다. 신체를 만들고 있는 가장 중요한 체세포가 나이와 함께 재생되지 않고 소멸되면서 나타나는 것이 바로 노화현상이다.
 이런 체세포에 노화현상을 일으키지 않도록 억제하면서 재생능력까지 왕성하게 해주는 것이 바로 채소, 야채수프다.
 하지만 이런 노화현상을 막아주기 위해서는 먼저 두뇌를 작용해야만 한다. 그것은 인간의 체세포레벨까지 온몸의 교정은 뇌에서 행해지고 있기 때문이다.
 뇌의 구성요소를 분석해보면 육류와 칼슘 등이 커다란 비중을 차지하고 있다. 이에 수프 속에 함유되어 있는 영양분인 인에서 칼슘까지 넣어주는 것이다.
 따라서 이런 채소, 야채수프를 먹음으로써 인간의 체세포를 구성하고 있는 콜라겐의 작용을 3배로 향상시키고 있다.
 이런 과정을 거치면서 성장이 시작되어 노화를 늦추는 것이다. 채소, 야채수프를 먹고 일상적인 음식물에 주의한다면 우선 질병에 걸리지 않을 것이다.

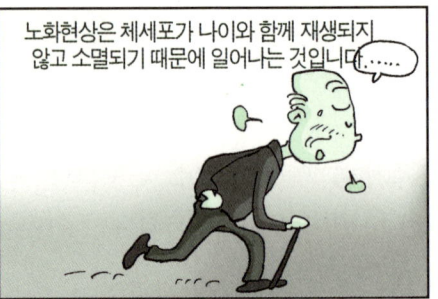
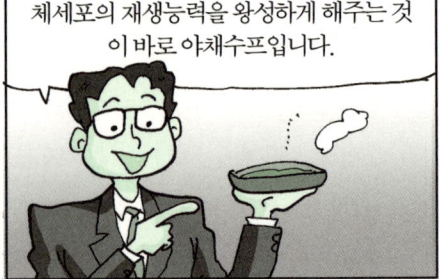
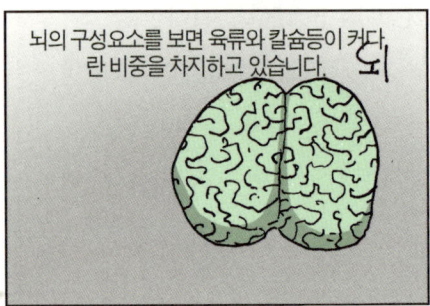
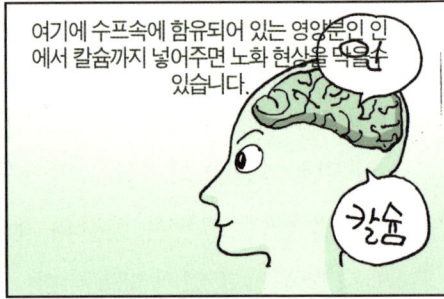
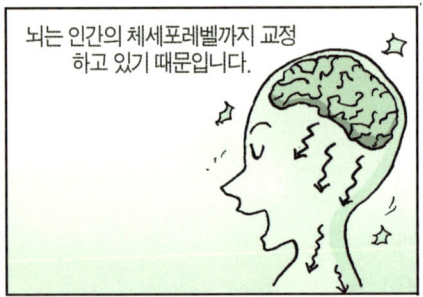
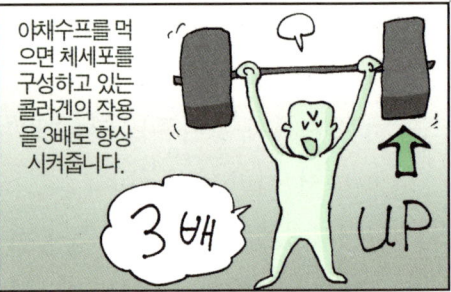
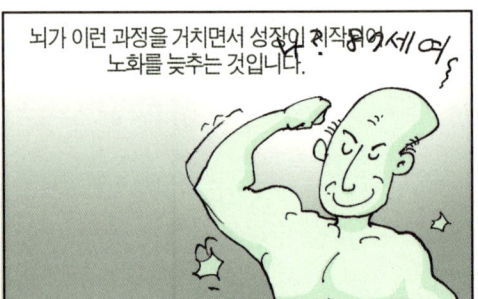
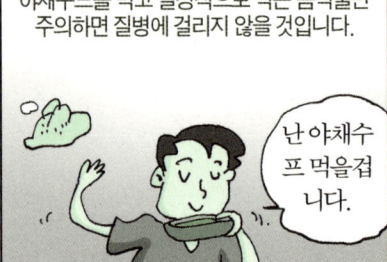

## 신체의 신진대사를 원활하게 해주는 채소, 야채수프

 신체를 구성하는 기본요소는 체세포, 칼슘, 콜라겐 등이다. 이 3가지가 균형 있게 골고루 유지되어 있다면 결코 질병에 걸리지 않는다. 하지만 이중에서 칼슘은 많다든가 너무 적다든가 하면 갑자기 질환에 걸리는 것이다.

 그렇다면 이런 밸런스를 유지하고 육성해가기 위한 방법은 무엇일까? 또한 신체를 강력하게 활성화하는 방법은 어떤 것이 있을까?

 먼저 뇌세포의 주요요소를 분석부터 해야 한다. 그리고 많은 동물실험에서 발견된 것이 인이라는 물질이다. 인이 없다면 생태가 성립되지 않는다.

 그래서 인을 많이 섭취하기 위해 수많은 동물실험을 했지만 결국 실패하고 말았다. 다시 말해 인과 칼슘은 재빨리 결합하는 성질을 가지고 있기 때문에 이것을 결합시켜 생체에 주입해보았지만 별 반응이 없었다.

 여기서 얻은 것은 갓난아이에게 하루 3시간의 일광욕을 시키면서 비타민 D와 함께 인과 칼슘을 투여했는데, 털로부터 피부 동작 등에 커다란 개선효과가 있다는 것을 확인했다. 이와 함께 체세포가 활발하게 증식되는 것이었다.

 그렇지만 인과 비타민 D만으로는 혈액의 밸런스를 맞출 수가 없다. 그래서 엽산, 철분, 미네랄 등과 석회를 혼합하여 동물생

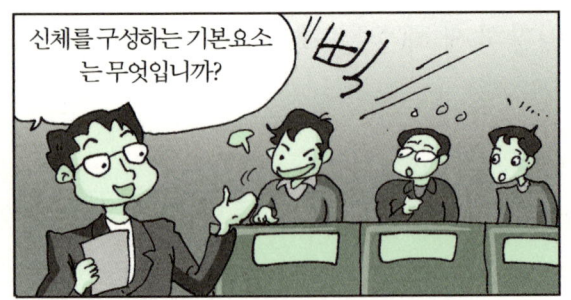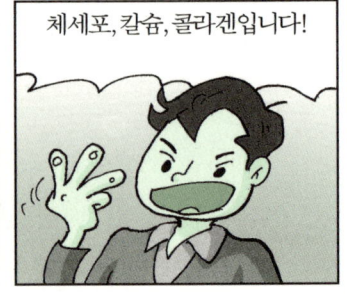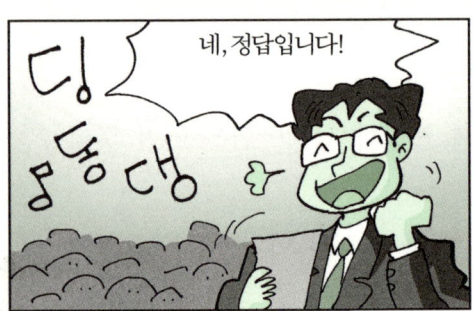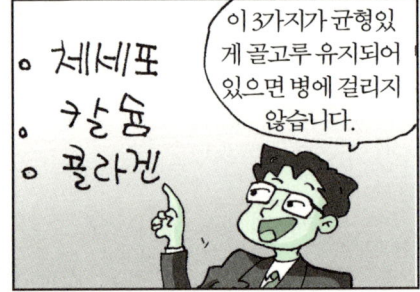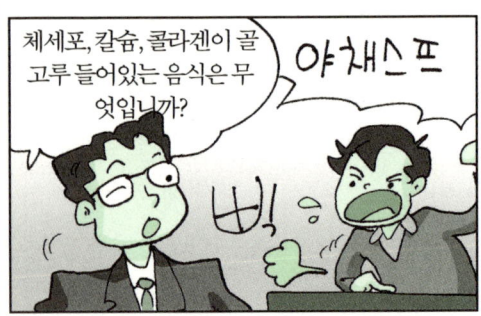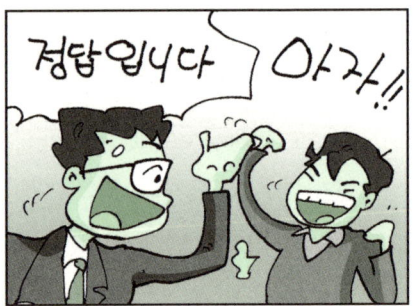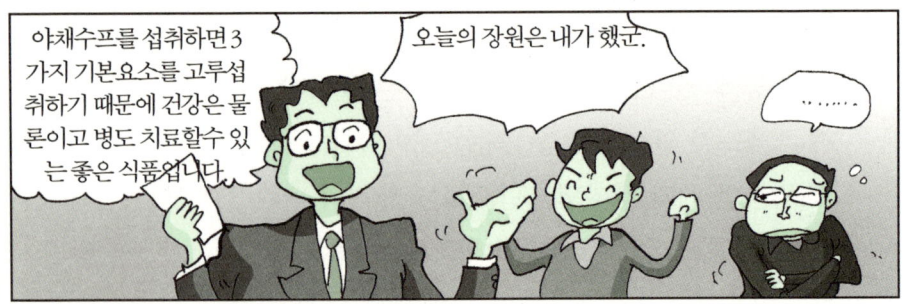

체 속에서 체세포와 보다 성장이 빠른 암세포와 경쟁을 시켜보았다. 그 결과 암세포는 후퇴하고 체세포의 성장이 빨라졌으며, 체세포는 암세포를 포위했다.

 이후 수많은 과학자들은 동물의 내장에서 뇌까지 수백 회나 암을 이식하여 실험해 보았지만 암은 거뜬히 없어졌다. 이와 동시에 체세포와 콜라겐이 놀라운 속도로 증식하고 있다는 사실까지 알게 되었다.

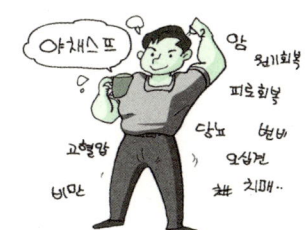

 특히 칼슘, 인, 비타민 D를 생체에 필요한 만큼 보충해주면 암이 제압될 때까지 체세포가 활성화된다는 것도 밝혀냈다.

 더구나 이런 결과로 알게 된 것은 칼슘이 체내에서 인이 없다면 도리어 해가 된다는 점이었다.

 그리고 인을 먼저 체내에 축적시켜주면 체내에 기다리고 있다가 칼슘과 결합하여 허실 없이 몸의 모든 체세포에 전달된다. 이와 동시에 비타민 D가 몸에 충분하면 칼슘의 흡수를 좋게 해 주고 있다는 것도 알게 되었다.

 채소, 야채수프로 이러한 인과 비타민 D를 몸에 축적시켜 모든 조건을 동시에 만족시켰다. '인체를 육성하여 유지하고 노화를 막으면 질병이 발붙일 틈을 주지 않는다.'는 3가지 조건이 갖춰져 있다.

따라서 채소, 야채수프는 연령을 불문하고 건강한 뇌 작용을 얻을 수 있으며, 신체의 모든 부분을 젊어지게 하는 비약인 것이다.

제5장

암과 질병을 치료하는
채소, 야채수프

## 암세포 생성원인

　　암세포가 생기는 원인은 인체의 근본원리인 문제에 연관되어 있다.

　암은 인체를 구성하고 있는 체세포가 약물, 화학합성물질 등으로 인해 체내에서 화학변화가 일어나 돌연변이로 변화된 것을 말한다.

　돌연변이는 붕괴되고 함몰된 체세포 틈새에서 전혀 새로운 종류의 암화 된 세포가 생성되는데, 이것들은 국소적으로 생리적 한도를 초월하여 나타난다.

　이 특수한 세포는 암화가 진행하는 과정에서 전이하거나 수술치료에 의해 절제해도 재발을 거듭하는 특성을 지니고 있다. 이와 같이 증식된 세포의 집단을 보편적으로 종양이라고 부른다.

　종양은 세포분열에 의해서 성장하는데, 성장이 일정수준에서 멈추든가 천천히 성장한다면 평생 동안 건강을 해치지 않는다. 이것을 보편적으로 양성종양이라고 부른다.

　그렇지만 이것과 달리 세포분열의 성장이 매우 빨라 생명에 영향을 미치는 것을 악성종양 즉 암이라고 한다.

　그렇다면 같은 체세포에서 유독 암세포만이 이곳저곳을 옮겨다니거나 재발을 반복하는 이유는 무엇일까?

　그것은 암화 된 체세포는 원래 생성된 곳이 필요로 하지 않기 때문에 단독행위가 가능한 것이다. 보편적인 상식으로는 인체를 구성하고 있는 체세포가 원래의 태생지를 떠날 수가 없지만, 만약 하나가 탈락하면 나머지 세포가 둘로 분열하여 부족해진 세포를 보충하게 되어 있다.

 이때 보충이 끝나면 세포분열이 멈추는 것이 원칙이다. 이 원칙으로 인해 신체의 크기나 모양과 기능이 일정하게 유지되고 있는 것이다.

 체세포에는 분열능력이 잠재되어 있으며 이것은 필요에 따라 나타나고 필요의 한도를 넘지 않도록 스스로 제어하고 있다. 이것이 바로 우리가 건강한 인체라고 말하는 것이다.

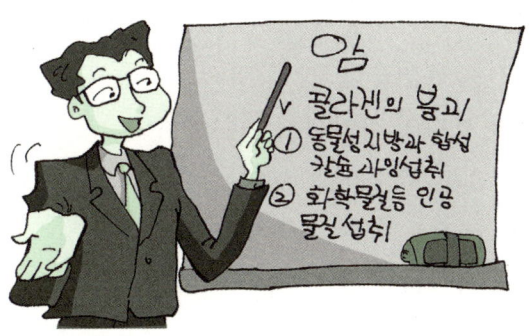

이것 외의 중요한 또 하나는 콜라겐(경단백질)이 암의 발생과 치료에 크게 관련된다는 것이다. 콜라겐은 동물의 신체를 구성하고 있는 매우 주요한 단백질이다.

이것은 동물의 피부나 뼈, 연골, 근, 인대, 모발 등의 지지조직에 다량으로 함유되어 있는데, 동물의 모든 단백질의 1/3이란 비율을 차지하고 있다. 콜라겐은 섬유모양의 경단백질로서 동물의 형태나 구조를 유지하는 임무를 담당하고 있다.

전자현미경으로 보면 700엉그스토롬마다 물결모양의 섬유로 이뤄져 있다. 이밖에 그리신, 프로린, 히드로키시푸로린 등을 많이 함유하고 있다. 성질은 물과 함께 가열하면 용액 속에 제라친이 스며져 나온다. 즉 연골이 많은 상어 끓인 국물을 보면 앙금이 생기는데 이것은 콜라겐의 성질 때문이다.

질병이 발생하는 원인은 체세포의 콜라겐이 이상하게 붕괴되기 때문이며, 암도 그 중의 하나인 것이다. 이처럼 콜라겐이 이상을 일으키는 원인을 보면 두 가지로 나눌 수가 있다. 첫째 동물성 지방과 칼슘의 과잉섭취가 원인이다.

예를 들면 육류 및 합성칼슘을 비롯해 우유의 과잉섭취를 말한다. 둘째 화학합성물질을 포함한 조미료 및 음식물을 비롯해 의약품과 드링크제가 원인이다. 한마디로 인공적으로 만들어진 것을 억지로 체내내로 들여보내기 때문이다.

이상의 두 가지 조건이 갖춰지면 금세 몸 전체의 여기저기에서 이상이 나타난다. 즉 이것은 체세포나 콜라겐의 붕괴가 시작되었다는 것을 알려주는 신호로, 다른 말로 표현하자면 질병이 시작된 것이다. 암이 그 전형적인 모델이라고 할 수 있다.

 따라서 폐암으로 사망한 환자의 폐 포를 꺼내어 조사해보면 다른 질병으로 사망한 사람의 폐보다도 15~23배의 칼슘이 쌓여있다. 그 칼슘주변에는 암세포가 한곳에 엉겨붙어있는데, 이것은 폐암으로 사망한 사람 10명 중 2명까지 그런 상태다.

 하지만 암세포자체가 사망의 주원인인지, 칼슘이 콘크리트화한 것인지에 대한 정확한 원인은 밝혀지지 않고 있다.

 또 심장병으로 사망한 사람의 심장을 꺼내어 조사해보면 99%가 심장근육에 칼슘이 쌓여 콘크리트 벽처럼 되어 있다. 다시 말해 심장이 돌처럼 되었다는 것이다.

 요즘 건강식품에 대한 붐이 일어나면서 많은 사람들이 칼슘제를 섭취하고 있다. 이것으로 인해 사망원인의 첫째가 암과 심장병이라는 것을 잊어서는 안 된다.

 오늘부터 당신은 칼슘이 얼마나 무서운 것인가를 깨달았을 것이다. 다시 한 번 강조하지만 칼슘을 많이 섭취하라고 권하는 의사나 건강보조식품 판매원의 말은 되짚어봐야 한다.

## 암세포와 채소, 야채수프의 다양한 효능

수프는 사전에 보면 '조수육류(鳥獸肉類), 어패류를 끓인 국물에 건더기를 넣고 끓여 양념한 서양요리의 국'으로 설명되어 있다. 이밖에 야채나 과일을 기초로 하여 만든 맑은 수프나 진한 수프가 있다.

이중에서 채소, 야채수프는 인체의 콜라겐을 증강시켜 세포를 젊어지게 만드는 비밀을 가지고 있다. 특히 채소, 야채수프가 몸속에서 화학변화를 일으켜 30가지 이상의 항생물질을 생성한다.

즉 암세포에 달라붙는 아미치로신이나 아자치로신과 같은 특수물질을 증가시켜 암을 제압한다.

더구나 인체를 구성하고 있는 체세포까지 변화시켜 암에 대한 면역을 길러주기 때문에 절대로 암에 걸리지 않는다. 한마디로 말기 암이라도 100% 생체가 소생되는 것이다.

예를 들면 산소호흡을 하고 있는 암말기의 환자라도 의사가 채소, 야채수프 200cc와 현미차 2000cc를 45분 간격으로 카테텔(가느다란 관)을 이용해 위나 장에 투입하면 체세포가 순식간에 증가한다.

이것은 채소, 야채수프와 현미차의 작용으로 생체자체가 소생하여 원기를 되찾는 증거이다. 생체가 소생되면 다음날부터 환자스스로 직접 먹을 수 있는 힘이 생긴다. 이때 주의해야 할 사항은 항암제를 비롯해 어떤 약물도 투여하면 안 된다.

 이밖에 백혈구 및 혈소판증강과 T세포작용을 3배 속력으로 증가시켜 강하고 튼튼한 신체를 만든다. 이에 따른 면역력 강화로 암이나 에이즈 불치병에 좋은 효과를 볼 수 있다.

 현미차는 당뇨병 환자의 이뇨작용을 촉진시켜 당을 분해하고 인슐린의 작용을 도와주며, 이와 동시에 복막에 고인 물을 빼

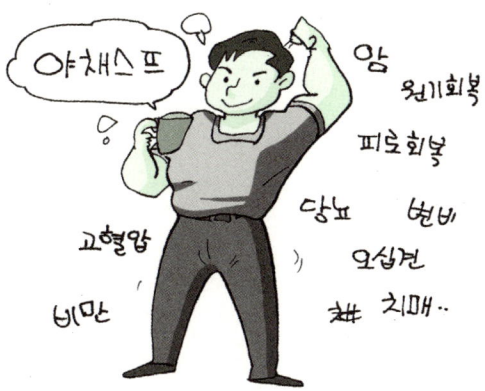

는데도 빠른 효과가 있다. 그리고 혈액이나 혈관내의 정화작용으로 고혈압을 예방한다.

 즉 심장병 환자에게 채소, 야채수프와 현미차를 1일 2.6ℓ 이

상을 20일 이상 먹게 하면 정상이 된다는 연구결과도 있다.

특히 채소, 야채수프는 건강에 취약한 현대인들의 건강, 즉 원기회복, 피로 회복, 신지대사를 왕성하게 해주기 때문에 보약보다 우수한 최고의 건강식이다. 더구나 각종 암, 성인병, 당뇨, 변비, 백내장, 관절염, 아토피, 대머리, 고혈압, 머리 쉼, 피부염, 치매, 류머티즘, 오십견, 비만, 기미, 골다공증, 위장장애, 각종 부인병, 요통 등의 예방과 치료에 효과적이다.

채소, 야채수프의 재료는 주변에서 쉽게 접할 수 있는 당근, 우엉, 무청, 무, 표고버섯, 브로콜리, 토마토 등 부지기수다.

## 암세포의 최대의 적은 채소, 야채수프다

 채소, 야채수프는 현재 세계 각국에서 큰 붐을 일으키고 있다. 이처럼 채소, 야채수프가 결정적인 계기가 된 것은 현대의학으로 치유가 불가능하다는 암이나 기타 성인병에 확실한 효과를 나타내거나 완치시키기 때문이다.

 현대의학에서는 과거와는 달리 암과 죽음을 동일한 단어로 생각하지 않는다. 즉 암에 걸렸다고 무조건 목숨을 잃는 것이 아니라 오히려 목숨을 건지는 사람도 늘어나고 있다. 그렇지만 아직까지 암은 사람들의 사망원인 중 가장 으뜸으로 기록되고 있다.

 보편적으로 암에 걸리면 죽음을 기다리고 있다는 것이 현대의

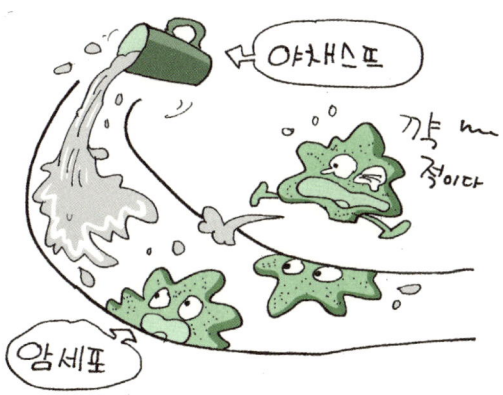

학의 상식으로 되어 있다. 더구나 암을 이기려고 노력해보지만 결국 고생만 하다가 죽는다.

하지만 암에 걸린 환자가 채소, 야채수프를 처음 먹었는데, 그 환자의 암세포가 3시간 뒤부터 꼼짝 못하거나 때로는 죽여 버리기까지 했다. 이와 같은 실례는 우리 주변에서 찾아보면 얼마든지 있다. 이것으로 인해 채소, 야채수프는 더더욱 주목을 받게 된 것이다.

## 백혈병과 근무력증엔 채소, 야채수프가 특효

 채소, 야채수프가 백혈병에 걸린 수많은 환자의 생명을 구해왔다. 즉 채소, 야채수프와 현미차 0.6ℓ 이상 매일 먹으면 증상이 나날로 개선될 것이다.
 즉 이것을 꾸준하게 먹는다면 백혈구, 혈소판이 10일이면 보통사람의 1/3까지 회복된다. 이렇게 3개월 동안 먹으면서 정상으로 돌아오는 순간 1년간 끈기 있게 먹으면 건강해진다.

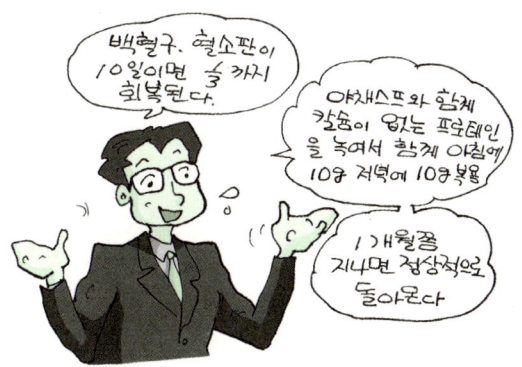

 방사성물질로 나타나는 백혈병은 채소, 야채수프와 현미차를 하루에 0.6ℓ 이상 먹게 되면 혈소판이 하루에 약 12000개, 백혈구가 700~10100개로 상승한다. 1개월쯤 먹으면 정상적으로 되돌아온다.

또 돌연변이로 인한 급성백혈병은 2주간 계속 먹으면 혈소판이 무려 130000~160000개로 상승하고 백혈구는 3700~4000개로 상승한다.

이밖에 채소, 야채수프와 함께 칼슘이 없는 프로테인을 녹여서 함께 먹도록 한다. 아침에 10g, 저녁 10g을 먹으면 된다.

녹은 프로테인을 체내에서 허실 없이 소화시켜주기 위해 레시틴을 아침 1알, 저녁 1알을 함께 먹으면 효과가 더 빨리 나타난다.

## 당뇨병의 건강과 예방법

소변 속에 당이 많이 나오는 것을 당뇨병이라고 한다. 이것보다 더 무서운 것은 외부로 배설되지 않고 내장 속에 당뇨가 괴어 있는 증상으로 주의가 필요하다.

당뇨병을 예방하기 위해서는 혈액과 소변검사를 2~3년에 한 번씩 받을 필요가 있다. 혈액검사에서 혈당검사지수가 600~650정도이면 약보다 매일 1만보씩 걷는 것이 중요하다.

또한 식사 후엔 항상 움직인다는 습관을 몸에 익혀야만 한다. 그리고 매일 채소, 야채수프 0.6ℓ 와 현미차 0.6ℓ 이상 1년간 지속적으로 먹으면 당뇨가 없어지는 확률이 87%이다.

이것을 먹을 때는 식사, 감미식, 알코올 등의 제한이 필요 없다. 이럴 때는 아침, 낮, 저녁에는 반드시 쌀밥을 먹고 어패류를 매일 먹으면 된다. 그렇지만 우유, 치즈, 유제품, 버터, 육류 등은 절대로 먹어서는 안 된다.

육류 속의 혈액은 알레르기의 근원이지만 어패류는 육류보다 3~7배의 천연칼슘, 철분, 비타민 B 등을 균형 있게 함유하고 있어 알레르기가 없다.

이와 같은 식사를 할 때는 다음의 주의사항을 숙지해야 한다.

당뇨병으로 먹는 약과 인슐린 등은 무조건 오전 중에만 사용하도록 한다. 오후부터는 컨디션이 매우 좋지 못한 사람만이 약의 양을 줄여서 복용하도록 한다. 그것은 저혈당을 일으킬

가능성이 있기 때문이다.

　혈당치 400인 사람도 채소, 야채수프와 현미차를 10일 정도 복용하면 당뇨가 나오지 않는다. 즉 10명 중 6.3명꼴이나 된다.

　이들은 평생 동안 당뇨병과는 상관없게 되기 때문에 인슐린주

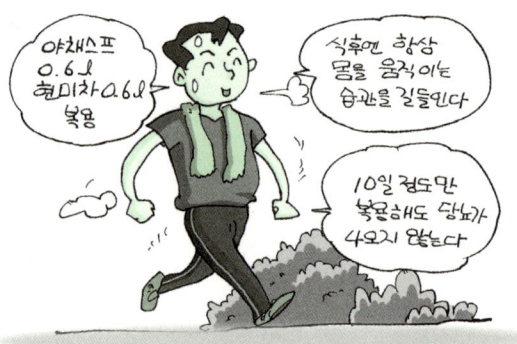

사를 맞고 있는 사람은 당뇨병의 회복정도를 정확하게 파악하고 특히 저혈당에 주의해야한다.

　특히 당뇨병식사에 대해 그릇된 생각이 그만 상식으로 되어 있다. 당뇨가 나온다는 것은 몸에서 필요한 것이 체내에서 소화되지 않고 밖으로 나온다고 생각하면 된다. 따라서 부족한 당분을 보급해주지 않으면 안 된다.

## 노인치매증 개선

현대의학으론 치매증을 고칠 수가 없다. 하지만 현대의학은 치매증이 더더욱 진행되면 결국 항정신약을 투여하고 있다. 의료현장에서 도움이 되는 것은 사람의 마음에 관계되는 약이라고 할 수 있다.

즉 약이 아니라 성심성의껏 환자를 보살피는 마음의 약이다. 이와 동시에 환자는 채소, 야채수프를 하루 최저 0.6ℓ를 먹어야 한다. 채소, 야채수프 속에는 인간 뇌의 생육에 없어서는 안 될 인이 대량으로 포함되어 있다. 인은 치매증 예방과 기능회복에 최고다.

또한 치매증회복에 없어서는 안 될 것이 환자과거에 대한 추

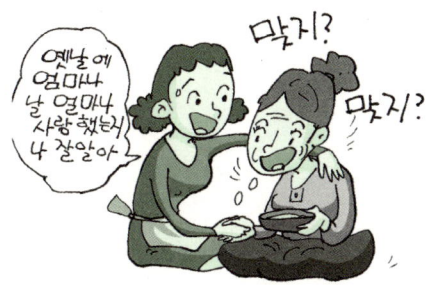

억이다. 틈이 있으면 환자의 손이나 몸에 손을 얹고 몇 십 번이고 관계없이 대화해야 한다. 이렇게 하면 과거의 세계로부터 자연히 현재의 생활로 옮겨간다.

이때 주의사항은 절대로 화를 내거나 폭력을 휘두르거나 노망이 들었다는 말을 해서는 안 된다.

## 뇌 장애회복의 지름길

　뇌 장애는 여러 가지 경우가 있는 질환이다. 즉 외상성 또는 뇌출혈 후유증, 뇌종양, 뇌연화, 동맥경화, 혈전, 당뇨병 등에 의한 뇌 출혈성, 그 밖엔 간질발작, 뇌 장애에 의한 보행, 언어, 요실금(소변을 지리는 것), 정동실금 등이 있다.

　어느 경우라도 채소, 야채수프와 현미차를 먹으면 두드러진 효과가 있다, 그 이유는 채소, 야채수프 속에는 뇌를 형성하고 수복하는데 꼭 필요한 성분이 들어 있기 때문이다.

　먼저 간질발작에는 채소, 야채수프와 현미차를 매일 0.6ℓ 이상 3일 이상을 먹고 난 후 약은 서서히 줄여간다. 채소, 야채수프를 먹기 시작하면 1개월이면 아무리 심한 간질도 약이 필요없다.

　다른 뇌장애로 기능마비가 있으면 매일 채소, 야채수프 0.6ℓ 와 현미차 0.6ℓ 이상 먹는데, 3일 후부터는 약을 서서히 끊는다.

　이 세상에 어디에도 뇌의 기능회복을 컨트롤하는 약은 없다. 따라서 고혈압 약을 서서히 끊어가다가 3개월 정도면 완전히 끊어야 한다. 그리고 매일 혈압을 가정에서 측정하면서 조절하면 된다.

　여기서 중요한 것은 뇌나 척수, 척수골절에 의한 기능장애, 하반신마비 등에 전기치료나 침, 자기치료는 절대로 금물이다. 그런 다음 중요한 것은 약을 끊는 것이다. 뇌종양인 사람이 채소, 야채수프를 먹을 때 주의가 필요하다.

뇌종양수술 후 파이프를 빼내지 않고 있다면 채소, 야채수프와 현미차를 3일간 파이프를 통해 먹이며 파이프 속으로 뇌세

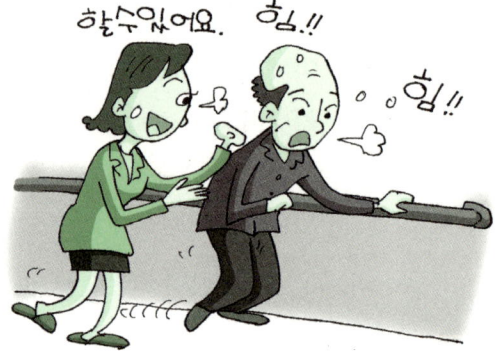

포가 생성되어 들어온다.

그렇기 때문에 빨리 파이프를 제거해야만 한다. 파이프를 제거한 후 6개월간 채소, 야채수프를 먹으면 예전의 뇌와 똑같을 정도까지 회복된다.

그리고 뇌장애에 따른 기능회복에 가장 중요한 것은 환자가

조금이라도 보행을 할 수 있게 되면 수백 번 수천 번 넘어져도 스스로 일어나게 해야 한다. 작은 동작 하나에도 의외의 놀라운 회복이 올 수 있기 때문이다.

 이때 서두르지 않도록 해야 하는데, 다음은 훈련에 필요한 조건들을 소개해 본다. 첫째 동정하지 않는다. 비록 넘어져도 거들지 않고 환자 스스로 일어나도록 한다. 둘째 화를 내지 않는다. 셋째 날마다 세밀하게 관찰한다. 넷째 손에 호도나 골프공을 쥐게 한다. 다섯째 발가락, 복사뼈, 무릎 순으로 서서히 움직이도록 한다. 여섯째 잠들어 있을 때 이외는 누워있지 말고 한가지만이라도 움직이게 해야 한다.

## 제6장

## 일상생활에서의 질병 원인과 채소, 야채수프 효능

## 액세서리는 시력, 청강, 치매의 원인

현대인들은 일상생활 자체가 건강에 대한 위험으로 가득 차 있어 그에 대한 대책을 세우지만 도리어 스스로 병에 걸리려고 하는 일밖에 없다.

예를 들면 치질이란 병이 있다. 사람들은 이것을 고치려고 입원해 수술을 하는 경우가 많다. 이것을 질환으로 생각하기 때문에 나온 행동인 것이다. 따라서 처음부터 질환으로 생각하지 말고 날마다 목욕 후 항문에 핸드크림을 제대로 발라두면 치질이 거의 생기지 않는다.

보편적으로 항문이 항상 축축한 것 같지만 사실은 매우 건조하거나 피부가 갈라지기 쉽다. 즉 신체의 피부를 보호하는 것은 지방인데, 이것을 깨끗이 씻고 건조시킨다면 그곳이 곧바로 갈라져 대장균이 침투해서 치질이 된다.

더구나 동양인은 서양인보다 장의 길이가 길기 때문에 치질이 더 많이 생긴다. 이것을 예방하기 위해서는 매일 목욕 후 크림을 발라주어야 한다.

예전에도 그랬지만 현대 여성들 역시 액세서리를 무척 선호한다. 하지만 멋을 내기 위해 치장하는 액세서리가 오히려 병을 만든다. 왜냐하면 사람의 몸을 컨트롤하고 있는 것은 신경을 거쳐 머리로부터 명령을 전달해주는 저주파전기가 존재하기 때문이다. 그런데 목걸이나 귀걸이 등이 그 길을 막고 있으면 합선이 되어 제대로 전달되지 않는다.

따라서 여성들이 자궁근종이나 유방암이 매우 많이 발생하는 동기가 되는 것이다. 이것은 음식물에도 적용되지만 일상생활에서 불필요한 것을 몸에 붙이는 것 자체가 좋지 않은 것이다.

인간은 25세가 지나면 하루에 뇌세포가 10만개씩 줄어간다고 한다. 이런 가운데 액세서리를 하고 있으면 저주파전기가 방전되어 뇌는 하루 종일 명령을 내려야만 한다. 그 결과 뇌세포는 3배로 줄어들게 되는 것이다.

즉 25세가 지나면 뇌세포가 30만개가 감소하는 셈인데, 이것으로 발생하는 것이 바로 치매증이며 이와 동시에 시력장애와 청각장애까지 나타나는 것이다.

이것은 한마디로 목걸이나 귀걸이를 하고 있는 사람 모두가 시력과 청각장애와 치매증이 나타난다는 것이나 다름없다. 또한 귀는 저음이 잘 들리지 않는데, 종종 젊은 사람들이 귀가 잘 들리지 않는다며 병원을 찾는 경우가 많은 것도 바로 이런 이유에서다.

## 하이힐은 고혈압과 저혈압의 원인

　멋쟁이 여성들이 선호하는 하이힐에도 문제가 많다. 뒤 굽이 1cm가 높아지면 혈압이 10mmHg가 상승하고, 하이힐을 벗는 순간 갑자기 혈압이 하강하기 때문에 저혈압이 생기면서 눈앞이 캄캄해진다. 이것을 무심코 생각하는 사람들이 대부분인데, 뒤 굽을 높게 하는 것은 매우 위험하다. 이에 따라 가능한 한 굽이 낮은 신발이 건강에 좋다.
　만약 남성이 목걸이나 귀걸이를 한다면 이것은 그야말로 정력을 완전히 망가뜨리는 원인이 된다. 이것은 동물실험으로도 확인된 것인데, 수컷은 제구실을 하지 못해 구석에 웅크리고 앉아 있기만 했다.
　신경은 저주파전기를 전달하기 때문에 여성들이 아름다운 몸매를 유지하기 위해 즐겨 입는 거들 등은 말초신경을 마비시킨다. 이것이 마비되면 스스로 움직일 수 있는 의사가 없어지면서 근육이 굳어지고 나아가 관절까지 굳어진다. 더구나 저주파전기는 신경을 줄일 수밖에 없다. 이렇게 되면 근육작용이 완전히 멈추고 허리, 발 다리, 손이 굽어진다.
　이와 같은 일이 생기기 전에 주의해야 하며 아이들에게도 절대로 액세서리를 선물하지 말아야 한다.

## 음식물은 위험의 도가니

 생활환경에 있어서 음식물에도 위험이 존재하고 있는데, 요구르트가 가장 적합한 예라고 할 수 있다. 이것은 생쥐의 실험을 통해 밝혀졌다. 즉 생쥐에게 요구르트를 계속 먹이자 백내장에 걸려 눈이 보이지 않았다.
 어쨌든 우리의 식생활에서 가장 보편적인 것은 소나 돼지고기 등이 밥상에 많이 등장하고 있다. 이런 가운데 입과 손발이 마비되어 움직일 수가 없는 경우가 종종 발생하고 있다. 이것은 육류 속에 함유된 지스토니아균에 의한 뇌장애 때문으로 밝혀졌다. 증세는 입을 다물지 못하고 벌리고 있는 상태다.
 따라서 이것을 예방하기 위해서는 육류만을 먹지 말고 옛날로부터 전해져 오는 식생활로 전환할 필요가 있다. 즉 어패류나 야채나 쌀로부터 칼슘 등을 섭취하면 되는 것이다. 또한 우리 식탁의 단골메뉴인 된장국엔 우유보다 약 3배의 칼슘이 들어 있다. 그렇기 때문에 된장국을 많이 먹으며 몸이 튼튼해진다는 어른들의 말이 충분하게 입증된 셈이다.
 다시 말해 아침, 점심, 저녁에 걸쳐 된장국과 쌀밥을 먹고, 야채나 해조류 등을 균형 있게 먹으면 아무런 병에 걸리지 않는다는 의미다. 이와 함께 칼슘을 풍부하게 몸에 지니기 위해서는 무조건 많이 걸어야만 한다. 이 방법 외에는 칼슘이 몸속에서 절대로 생성되지 않기 때문이다.

꼭 알아두어야 할 것은 외부로부터 들어오는 칼슘은 들어온 만큼 외부로 배출된다는 사실이다. 그래서 걷기나 산책이나 경보 등을 습관화시켜야 건강한 신체를 유지할 수가 있다.

결론적으로 일상생활에서 가장 중요한 것은 걷는 것과 균형 있는 식사이기 때문에 어려운 것이 없다. 이것이 바로 장수하는 비결이라고 할 수 있다.

## 병은 치료보다 예방이 중요

 문명의 발달로 탄생한 샴푸 때문에 남성의 모발이 성근해지는 경우가 많다고 한다. 더구나 머리를 감을 때 대부분의 남성들은 샴푸를 머리에 직접 바르는 것도 원인 중의 하나라고 한다. 이와 반대로 여성들은 샴푸를 손바닥에 받아 밑으로부터 위로 발라 가면서 감기 때문에 이런 증상이 없다고 한다.
 한마디로 샴푸를 직접 머리에 바른다는 것은 샴푸 액이 피부에 접촉하는 순간 피부를 상하게 하는 것이나 다름없다. 또한 샴푸가 눈에 들어가면 산화되면서 결막염을 일으키는 경우도 있다. 이것이 더 이상 발전되면 결국 실명의 위기까지 갈 수가 있는 것이다.
 예방의학이란 치료법 그 자체보다 병에 걸리지 않도록 하기 위한 것인데, 채소, 야채수프가 바로 그것들 중의 하나이다. 즉 지금까지 말해 온 것은 이른바 현대의학을 비롯하여 지금의 문명을 맹목적으로 믿어서는 안 된다는 것과 마찬가지다.
 한마디로 샴푸를 주목하게 되면서 채소, 야채수프를 생각한 것이다. 만약 모발에 신경이 쓰인다면 고형비누를 손바닥에 잘 문질러서 거품으로 모발을 씻고 다음에 채소, 야채수프를 먹어 보자. 그러면 수많은 모발이 새로 생겨날 것이다.

## 현대를 대표하는 질병들

최근 들어 주위를 살펴보면 전립선비대로 고생하는 사람들이 무척 많아지고 있다. 이런 경우에 채소, 야채수프를 하루에 0.6ℓ를 최소한 8개월간 먹는다면 해결된다. 즉 채소, 야채수프를 먹은 그날부터 신체는 분명하게 달라질 것이다.

고질병인 당뇨병이 있다면 현미차 0.6ℓ 정도로 먹고 채소, 야채수프는 아침과 저녁을 합쳐 400cc를 먹으면 당뇨가 깨끗이 없어진다.

췌장이나 만성 췌염에 시달리는 사람들이 의외로 많다. 이것이 장기화되면 췌장암으로 발전되는 경우가 많기 때문에 조기에 수습해야 한다. 이럴 땐 채소, 야채수프를 하루에 0.6ℓ 이상을 먹고 많이 걸어야 한다. 이렇게 하면 췌장암이라도 1개월쯤이면 췌장이 깨끗해지고 회복까지 2개월만 걸리면 치료된다.

고혈압, 저혈압, 당뇨병 등은 먹기만 하고 몸을 움직이지 않아서 나타나는 것이다. 그만큼 걷거나 몸을 움직이는 것이 매우 중요하다. 인간의 수명을 보면 여성이 남성보다도 10년가량 더 오래 산다고 한다.

그 이유는 식사 후에 여성들은 설거지를 하면서 자연스럽게 몸을 움직인다. 하지만 대부분의 남성들은 식사 후엔 움직임이

별로 없다. 움직임이 없다는 것은 섭취한 칼로리를 소화시키지 못한다는 의미와 같다. 즉 장기적으로 콜레스테롤이나 중성지방이 쌓이면서 머리의 혈액순환이 나빠져 결국 사망에 이른다.

식생활의 변화로 시력장애가 늘어나고 있는 추세다. 이중에서 녹내장과 백내장의 경우 채소, 야채수프를 0.6ℓ 이상을 10개월 넘게 장기적으로 먹으면 효과가 있다. 또한 이것을 1년 동안 먹으면 시력이 20년 전으로 되돌아온다. 흔히 백내장이나 녹내장에 걸리면 수술 외에는 방법이 없다고 하지만 결코 그렇지만은 않다.

## 채소, 야채수프 복용 때의 변화

### (1) 명현현상

1) 얼굴, 손발을 비롯해 몸 전체에 습진이 나타날 수 있다.

2) 두부외상, 뇌혈관장애 등이 있으면 2~3일 정도 두통이 나타난다.

3) 안질환이 있으면 눈이 텁텁해지고 가렵다가 2~3일 지나면 회복된다.

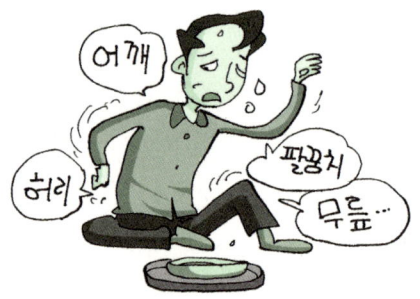

4) 부인과 질환이 있으면 허리가 무겁고 냉이 증가한다.

5) 먹는 동안 팔다리가 붓는 사람은 병원에서 소변의 염분농도를 검사해 보도록 한다. 소변에서 염분이 나오지 않는 사람

도 있다. 이럴 땐 병원에서 약을 받아 부기가 빠질 때까지 먹도록 한다. 부기가 빠졌으면 약을 끊고 상태를 본다. 특히 약을 먹을 땐 야채수프를 중단해야 한다.

  6) 어깨, 허리, 무릎, 팔꿈치, 가슴 등에 통증이 부분적으로 나타날 수가 있다. 이럴 땐 1개월 정도 수프를 끊도록 한다. 60~70세가 된 사람도 이런 현상은 많다.

### (2) 효능

  1) 수프를 먹기 시작하여 1주일쯤 되면 알코올에 강해지고 숙취가 없어진다.

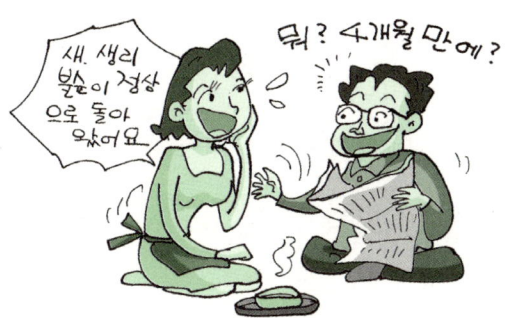

2) 여성은 나이에 관계없이 생리가 순조로워지는 경우도 많다.

3) 생리불순의 경우 수프를 먹기 시작하여 4개월쯤부터 정상주기로 돌아온다.

### (3) 주의사항

1) 현미차는 말기 암, 당뇨병 외의 질병엔 먹을 필요는 없다. 채소, 야채수프만으로도 충분하다.

2) 투석하는 사람은 아침과 저녁에만 채소, 야채수프 100cc를 먹는다. 소변이 잘 나오면 그것의 1/3양만큼 채소, 야채수

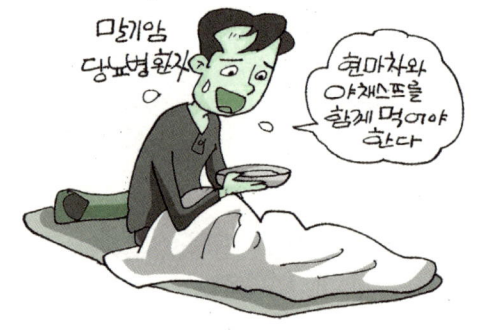

프를 증량하면 된다.

　3) 오한(통풍)은 채소, 야채수프를 하루 0.6ℓ 만 먹는다.

　4) 항암제, 한방차, 비타민제, 건강식품은 2~3개월을 목표로 천천히 끊도록 한다.

　5) 알레르기성, 비후 축농증, 꽃가루 비염엔 하루 1회씩 콧구멍으로부터 목 쪽으로 야채수프를 넘긴다.(매일해서는 안 된다)

　6) 정신과, 신경질환, 신경통, 류머티즘 등과 교원병이 있으면 채소, 야채수프만 하루 0.6ℓ 씩 먹는다.

　7) 스테로이드, 호르몬제는 2~3개월을 목표로 끊도록 한다.

　8) 고혈압, 신장약은 1개월에 끊어야 한다.

　9) 간질발작 약은 3개월을 목표로 서서히 끊어야 한다.

　10) 통원하면서 링거를 맞지 않아야 한다.

　11) 말기 암 외 말기증상은 환자가 하루 처음 누는 소변 30cc에 채소, 야채수프 150cc를 더해서 하루 아침 1회 3개월 동안에 먹어야 한다.

　12) 6개월~1년에 한번은 반드시 소변과 혈액검사를 받아야 한다.

　13) 복통, 출혈, 경련, 고열 등의 특별한 증상일 때 조영제를

넣은 검사는 피해야 한다.

14) 유방암, 자궁암, 대장암, 직장암, 종양 90%는 수술 없이 3개월 이상 채소, 야채수프를 하루 0.6ℓ 이상을 먹으면 된다.

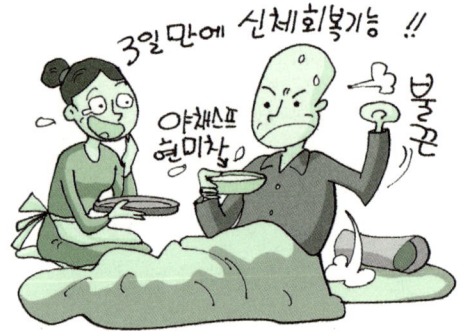

**(4) 복용기간**

1) 채소, 야채수프＋현미차를 3일간 먹으면 암세포활동이 정지되고 신체기능회복이 시작된다.

2) 췌장암의 경루 황달이 심하게 나타나는 췌장암은 1개월 먹

으면 회복된다.

3) 위 십이지장궤양, 종양은 3~10일 먹은 후 1개월이 지나야 기능이 회복된다.

4) 간암, 고혈압, 무릎 관절염에는 1개월 먹으면 된다.

5) 백내장은 4개월 먹으면 된다.

6) 백내장은 4개월, 안과 질환은 1개월~1년이면 좋아진다.

7) 불면증, 어깨통증, 피로회복은 20일 먹으면 된다.

8) 노인성 피부자반은 3~10개월 먹으면 제거된다.

9) 아토피성피부염은 4개월~1년 이상 먹으면 된다.

10) 간질발작은 3일이면 좋아지고 완전히 회복되려면 보통 1~6개월 사이에 개선된다. 발작은 4일째부터 없어지는 경우가 많다.

11) 대머리에는 6개월 먹으면 1년에 5천~1만개의 머리카락이 증가한다.

12) 뇌연화, 뇌종양은 1개월이고 회복까지는 2~3개월이 소요된다.

13) 신경통, 류머티즘, 중증 무릎관절염은 반년에서 1년 먹으면 된다.

14) 손톱, 발톱은 보통의 3배로 자란다.

15) 간질발작은 3일을 먹으면 완화되고, 1개월~반년을 먹으

면 완전 회복된다.

16) 고혈압, 가벼운 무릎 관절염은 1개월이면 좋아진다.

17) 뇌 연화, 뇌종양은 1개월 먹으면 완화되고, 2~3개월 먹으면 회복된다.

18) 신경통, 류머티즘, 중증인 무릎관절염은 6개월~1년이면 좋아진다.

19) 뇌 혈전은 2회 이상 먹고, 보행이나 언어장애는 2개월~1년 이상 먹으면 회복된다.

20) 간경변증이 되었어도 3개월~10개월이면 좋아진다. 기능 회복은 1개월이 걸린다.

21) 심장질환, 부정맥은 20일, 동맥경화는 1개월이면 회복된다.(심장병, 고혈압으로 스테로이드계통의 약물을 복용한다면 2개월 목표로 조금씩 양을 줄이다가 끊는다. 이것을 갑자기 중단하면 쇼크가 일어난다)

## 채소, 야채수프 건강법에 대한 주의사항

① 현미차는 말기 암이나 당뇨병 이외의 질병에는 먹을 필요가 없고, 채소, 야채수프만으로도 충분하다. 단 간장병이 있으면 3~5개월 동안만 현미차를 병용하면 된다.

② 투석 중이면 아침저녁으로 채소, 야채수프 100cc를 먹는다. 만약 소변이 원활하다면 그 소변의 1/3만큼 채소, 야채수프로 채우면 된다.

③ 통풍이 있으면 채소, 야채수프만 하루에 0.6ℓ 를 먹는다. 이것으로도 치료가 되지만 심한 발작이 나타나면 2주간 채소, 야채수프를 끊고 병원 약을 먹는다. 2주 후에 약을 끊고 또다시 채소, 야채수프를 먹으면 된다.

④ 항암제, 한방차, 비타민, 건강식품 등은 2~3개월을 목표로 줄이다가 끊는다.

⑤ 알레르기성, 비후성, 축농증, 꽃가루 등으로 비염증상이 나타나면 하루 1회씩 콧구멍으로 채소, 야채수프를 넘기

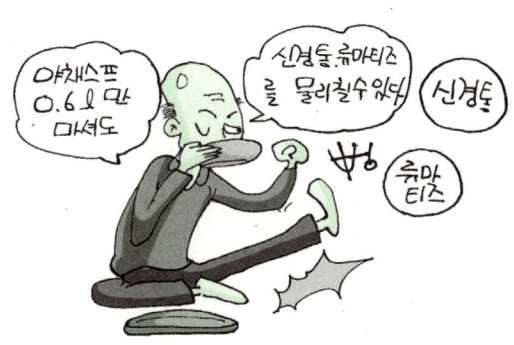

면 된다. 단, 매일 지속해서는 안 된다.

⑥ 신경통, 류머티즘 질환과 교원 병엔 채소, 야채수프만 하루 0.6ℓ씩 먹으면 된다.

⑦ 스테로이드 호르몬제는 2~3개월을 목표로 끊도록 한다.

⑧ 고혈압이나 신장 약은 1개월에 끊도록 한다.

⑨ 간질발작 약은 3개월을 목표로 서서히 끊도록 한다.

⑩ 통원하면서 링거는 삼가야 한다. 그 이유는 심장이나 간장을 나쁘게 하기 때문이다.

⑪ 수프냄새가 싫으면 벌꿀을 약간 넣어서 먹으면 된다.

⑫ 말기 암 이외의 말기증상은 본인의 소변(아침 6~7시쯤 맨 처음 나온 것) 30cc에 채소, 야채수프 150cc를 더해 하루 1회 (아침)로 3개월 동안을 먹으면 된다.

⑬ 6개월~1년에 한번은 반드시 소변과 혈액검사를 받는다.

⑭ 복통이나 출혈, 경련, 고열 등의 특별한 증상이 없으면 X-레이나 조영제를 복용하는 검사를 받지 않는다.

⑮ 부인과(자궁)의 정기검진은 별 볼일 없다.

유방암, 자궁암, 대장암, 직장암, 종양 등은 하루 0.6ℓ씩 3개월 이상 채소, 야채수프를 먹으면 99%가 수술을 피할 수가 있다. 즉 종양이 줄어들면서 점차적으로 없어진다.

## 제7장

# 증상별 채소, 야채수프 만들기

## 야채수프만들기

〈기본재료〉

· 무 : 4분의 1개
· 무잎 : 4분의 1개분(무우잎은 잎이 있는 시기에 따서 햇빛이나 바람이 잘 통하는 곳에서 보존하여 이용하도록 한다).
· 당근 : 2분의 1개
· 우엉 : 4분의 1개(작은 것은 2분의 1)
· 표고버섯 : 1장(자연건조한 것. 입수하지 못할 때는 날것을 사서 건조시키도록 한다. 시판되는 전기 건조시킨 것은 비타민 D가 다시 만들어 진다. 야채류는 시판되는 것도 무방하다.

〈조리법〉

① 야채는 호일에 싸두거나 물에 담가 두면 안된다.
② 냄비는 알루미늄으로 만든 것이나 내열유리로 만든 것을 사용해야 한다.
③ 스프의 보존은 유리그릇이나 유리병을 사용하도록 한다. 그저 야채스프라고 가볍게 생각해서는 안된다. 법랑이나 기타 화학적으로 가공한 냄비는 결코 사용해서는 안된다. 법랑이나 기타 가공된 것은 그 재질이 녹아나기 쉽다.
④ 야채의 양의 3배의 물을 붓는다.
⑤ 끓었으면 불을 약하게 하여 1시간 동한 푹 끓인다.

⑥ 스프를 차 대신 먹는다.

⑦ 남은 수프지꺼기는 된장국이나 국수의 국물 속에 넣어 이용하면 된다.

⑧ 분재(盆栽)나 초목이 시들어졌을 화분 주위에 스프를 부어 놓으면 된다. 금방 초목이 싱싱해진다.

⑨ 정원에 있는 수목의 경우는 뿌리로부터 조금 떨어진 곳에 스프의 찌꺼기를 묻어두면 된다. 그러면 금방 정원수가 싱싱해진다.

♣ 야채의 양이 3배된 물로 끓인 다음 약한 불로 1시간쯤 끓인다.

♣ 끓을 때까지 뚜껑을 열지 않는다.

♣ 유리병에 넣어 차 대신 먹는다. 그리고 나머지 야채도 먹도록 한다.

♣ 기운이 난다.

〈주의 사항〉

① 야채를 너무 많이 먹으면 그만큼 효과가 더 많은 것은 아니다. 그러므로 어디까지나 기본을 지키도록 한다.

② 다른 약초나 그 외의 식물 등을 혼합해서는 안된다. 경우에 따라서는 청산가리보다도 강한 독성으로 변화하는 수가 있다.

앞에서 말한 기본 재료 이외의 것을 절대로 넣어서는 안된다.

③ 어떤 병에 걸렸더라도 평상시 우열이 섭씨 1도는 낮아지게 된다. 그래서 감기에 걸리는 수도 적어지고 열에 대한 걱정도 없어진다.

④ 신장병이 있는 사람이나 당뇨병이 있는 사람은 제 6장의 치료법을 참고로 하기 바란다.

⑤ 야채스프는 인체 속에 들어가면 화학변화를 일으켜 30가지 이상의 항생물질을 만든다.

**야채스프를 먹음으로써 생기는 일시적인 신체적 반응(호전반응)**

① 얼굴, 손발, 온몸에 습진이 나타나며 가려운 사람도 있다. 이 경우는 식용유를 바른다든가 맨소래담을 바르도록 한다.

② 오랫동안 약물을 복용하고 있는 사람은 특히 일시적 반응이 강하게 나타난다. 또 아토피성 피부염이 있는 사람은 스프의 양을 줄이고 다음부터 서서히 분리해가면 된다.

③ 두부 외상이나 뇌혈관 장애가 있는 사람은 2~3일 동안에 두통 특히 머리가 빠개지는 것 같은 통증이 나타나는 수가 있다. 그러나 결코 걱정할 필요는 없다.

④ 안과적인 증상은 모든 사람에게 나타난다. 눈이 침침해지

거나 눈주위가 가렵기도 한다. 이것은 2~3일이면 그치게 된다. 그 뒤로는 시력이 좋아진다. 콘택트나 안경을 쓰고 있는 사람은 돗수가 낮은 것으로 하든가 될 수 있는 한 안경을 쓰지 않도록 한다. 틀림없이 시력이 회복되었을 것이다.

⑤ 과거에 결핵이나 폐에 질병의 흔적이 있는 사람, 폐암증상을 가지고 있는 사람은 벌꿀과 무로 만든 기침을 멈추는 약을 기침이 날때마다 48시간 이상 먹고 나서 야채스프를 서서히 먹도록 한다. 야채스프를 먹게되면 기침이 나게 되는데 이때는 걱정할 필요는 없다.

⑥ 부인과 질병이 있는 사람은 야채스프를 먹기시작하면 허리가 무거워지거나 무질근한 느낌이 얼마 동안 계속된다. 그리고 일시적으로 대하가 많아지는 경우도 있는데 이것도 점점 나아지게 된다.

⑦ 혈압이 높은 사람은 야채스프를 먹기 시작하고부터 1개월쯤 되면 혈압이 내려가므로 약도 3일째부터는 줄여 가도록 한다. 약은 1개월에 그치도록 한다. 약을 갑자기 끊게 되면 쇼크가 생긴다. 그리고 쾌변에 주의하도록 한다.

이외에도 부작용과 같은 일시적인 증상이 나타나는 수가 있는데 이것은 부작용이 아니다. 이것들은 모두 호전반응이므로 걱정할 것은 없다. 호전반응이란 질병과 신체의 컨디션이 치료되어 갈 때 일시적으로 악화되는 것 같은 증상을 나타내는 것을 말한다.

## 현미차 만드는 법

다음에는 야채수프이외의 예방의 화학연구소가 개발한 현미차, 진혜제, 조혈식 만드는 법을 설명하기로 한다.

이것은 인간의 생명에 관계되는 것이다. 그러므로 꼭 지시대로 만들도록 한다.

### 현미차 만드는 법

〈기본재료〉
- 현미 : 1홉(180cc)
- 물 : 8홉(1440cc)

〈만드는 법〉

① 현미를 노랗게 될 때까지 기름이 묻지 않은 후라이팬에서 잘 저어가며 타지 않도록 볶는다.

② 동시에 냄비에 물 8홉을 끓여 앞의 ①의 현미를 넣고 불을 끈다.

③ 5분간 그대로 둔다.

④ 현미를 채로 받쳐 내어 그 물을 마신다.

⑤ 위에서 말하는 차를 따라넣은 다음에 또 재탕하여 사용할 수 있다. 그때는 물 8홉을 끓여서 그 속에 재탕할 것을 넣어 불

을 약하게 약 5분간 끓인다. 5분 후에 앞에서와 같은 방법으로 채에 받친다. 이것이 재탕법이다. 첫 번째와 두 번째 차를 섞어서 마셔도 된다.

〈주의사항〉
① 증상에 따라 먹는 양을 바꾼다.
② 현미차는 다른 첨가물(설탕이나 꿀)을 절대로 섞어서는 안 된다.
③ 야채스프와 현미차는 동시에 먹지 말고 15분 이상의 간격을 두고 먹어야 한다. 동시에 먹게 되면 효과가 반으로 줄어들게 되므로 이것을 반드시 지키도록 한다.

## 기침을 멈추는 즙 만들기

〈기본재료〉

· 벌꿀

· 무(껍질채)

병속에 들어있는 벌꿀의 높이 맞춰 가로로 늘어놓은 무에 표시를 하고 벌꿀높이의 분량의 무를 콩만하게 썰어서 벌꿀이 든 병속에 넣는다. 그래서 2시간쯤 되면 벌꿀이 녹아서 물과 같이 된다. 이 즙을 1큰술 컵 속에 넣고 미지근한 물을 부어 잘 섞은 다음 하루에 4~5회 먹도록 한다 그러면 다음날부터는 기침이 멈추게 된다. 이것은 천식에도 매우 효과가 있다.

〈재료〉

· 곤들베기 : 1마리

· 찹쌀 : 150g

· 검정콩 : 30g

재료인 찹쌀과 검정콩을 하룻밤 물에 담가두었다가 다음날 아침 건져내서 찹쌀과 검정콩으로 콩밥과 같이 지어 거기에 곤들베기 한 마리와 함께 먹는다. 이것을 20일간 계속한다.

·

〈주의사항〉

찹쌀과 검정콩을 섞어 찰밥을 지을 때는 양을 앞에서 말한 처방을 꼭 지키지 않아도 된다.

## 의약품의 무서운 부작용

채소, 야채수프를 먹기 전에 독자들이 알아주어야 할 상식이 있다. 그것은 병원에서 처방한 약을 복용할 때 주의가 필요한 것이다.

현재 전 세계적으로 개발된 의약품은 종류는 모두 31,000종에 이르고, 환자들을 치료하기 위해 시판되고 있는 종류는 모두 16,000종 이상이라고 한다.

지금까지 이것으로 질환을 치료한 것도 있겠지만, 이 중에서 24,000~26,000종은 부작용이 심하다고 한다. 다시 말해 약과 약을 섞어서 효과가 좋은 것도 있지만 이와 반대로 생명을 잃을 수도 있다는 것이다.

다음은 병합 투약해서 나타나는 부작용에 대해 설명해보겠다. 첫째 당뇨를 치료하기 위해 약을 먹고 있거나 인슐린주사를 맞고 있을 때 진통제 투여를 금해야 한다. 즉 진통제를 투여하면 저혈당을 일으켜서 발작, 강직, 심부전증을 유발시킬 수가 있다.

둘째 감기치료를 위해 감기약을 복용하고 있을 때 위장약을 복용하지 말아야 한다. 위장약에는 마그네슘, 알루미늄 등이 함유된 데트라사이크링제가 화학변화를 일으키면서 감기약의 효과가 없어지고 이와 함께 부작용을 일어날 가능성이 있다.

셋째 안과 질환을 앓고 있는 사람이 안정제나 정신 치료약을 복용하면 십중팔구 안질환이 더더욱 악화된다.

 넷째 고혈압을 치료하는 약을 복용하고 있을 때 안정제를 복용하면 약효가 기존보다 더 세지면서 저혈압, 현기증, 심부전증이 나타나기 쉽다.

 다섯째 고혈압과 강심제를 복용하고 있을 때 우유, 우유로 만든 제품, 칼슘제 등을 먹어서는 안 된다. 약에는 유비대카레논이란 성분이 들어 있기 때문이다.

 이것이 체내에 들어오는 순간 칼슘과 결합되어 지기다리스 중독을 일으켜 병을 악화시킨다. 더구나 합병증까지 나타나면서 질환이 더더욱 악화되어 치료가 불가능해진다. 이와 반대로 뇌 기능을 촉진시키는 데는 효과가 있다.

 다음은 채소, 야채수프를 먹을 때 지켜야할 사항들이 있다. 몸에 좋다고 개인의 체질을 무시하고 먹거나 질환치료에서도 무조건 많이 먹는다고 좋지 않다. 한마디로 체질과 질환에 따라 먹는 양이 정해져 있다는 사실을 명심해야 한다.

 첫째 채소, 야채수프는 인체에 들어가는 순간 30종 이상의 항생물질을 생성시키는 화학작용을 일으키기 때문에 먹는 양을 지켜야 한다.

　둘째 어떤 질환에 걸렸어도 체온만은 일반사람들과 달라 한번쯤은 하강곡선을 그린다. 즉 사람의 단골손님인 감기가 잘 걸리지도 않으며 열까지 제거된다.

　셋째 신장병과 통풍으로 고통을 받고 있다면 절대로 채소, 야채수프를 먹어서는 안 되며, 아울러 채소, 야채수프와 현미차를 동시간대에 먹고 마시지 말아야 한다. 서로 화합하게 되면 효과가 반감되는 부작용이 나타난다. 그렇지만 15분 이상의 간격을 두고 먹고 마시면 괜찮다.

　넷째 안면, 수족, 전신에 습진이 나타나 가려워질 가능성이 있는데, 이럴 경우엔 튀김용 식용유를 환부에 발라주면 말끔하게 해결된다.

　다섯째 채소, 야채수프를 먹을 때 눈의 이상이 모든 사람들에게 나타난다. 예를 들면 시야가 흐리거나 눈의 가장자리에 가려움증이 나타난다. 하지만 예민하게 생각하거나 걱정하지 않아도 된다. 즉 이런 증상은 2~3 일이 지나면 곧바로 없어지고, 시력까지 향상된다.

　따라서 다음은 질환을 치료하는 채소, 야채수프를 소개해 본다.

# 고혈압과 동맥경화에 좋은 감자수프

◆ **효능**

고혈압, 동맥경화, 만성신장염, 위 십이지궤양, 생인손(붙이기), 피부미용, 햇볕에 탄 피부(즙 바르기), 미백효과, 건조피부, 얼굴 부기

◆ **재료**

감자 2개, 양파 1/2개, 대파 1/2줄기, 버터 1작은 술, 우유 1/2컵, 파슬리 1줄기, 월계수 1잎, 정향 2개, 통후추 5개, 물 6컵, 후춧가루와 소금약간

◆ **만드는 법**

1. 감자, 양파, 대파의 껍질을 벗긴 후 씻는다.
2. 1을 얇게 편으로 썰어둔다.
3. 냄비에 버터를 두르고 1을 살짝 볶는다.
4. 3에 물을 붓고 월계수, 정향, 통후추를 넣어서 끓인다.
5. 4가 익으면 체에 걸러서 내린다.
6. 5에 우유를 넣고 끓여 농도를 걸쭉하게 한다.
7. 6에 소금과 후춧가루로 간을 한다.

8. 파슬리는 잎만 떼어 칼도마에 올려서 잘게 다진다.
9. 8을 거즈에 싸서 물에 넣어 헹군다.
10. 8을 감자수프위에 뿌린다.

## 노화방지와 항암에 좋은 게살 옥수수 수프

◆ 효능

피부건조, 노화예방, 피부습진, 충치개선, 장운동, 신경안정, 눈의 피로, 초조, 식욕부진, 나른함, 무기력, 변비, 소화불량, 동맥경화, 이뇨와 지혈, 혈당강하, 항암

◆ 재료

캔 옥수수 250g, 게살 100g, 대파 15cm, 생강 1톨, 닭 육수 4컵, 달걀흰자 1개, 녹말 물 3큰 술, 식용유, 소금, 후춧가루, 참기름약간

◆ 만드는 법

1. 캔 옥수수를 체에 밭쳐 물에 헹군 뒤 굵게 으깬다.
2. 게살은 손으로 가늘게 뜯는다.
3. 대파는 얇게 채 썰고 생강은 편으로 썬다.
4. 달군 프라이팬에 식용유를 두르고 3을 넣어 볶다가 향이 오르면 건져낸다.
5. 4에 1을 넣어서 볶는다.
6. 닭 육수를 냄비에 붓고 한번 끓으면 5를 넣어 더 끓인 뒤 2를 넣고 소금과 후춧가루로 간을 맞춘다.
7. 6에 녹말 물을 조금씩 넣으면서 살짝 걸쭉해질 정도로 농

도를 맞춘다.

8. 달걀흰자를 풀어 7에 조금씩 흘려 넣은 뒤 불을 끄고 참기름을 두른다.

## 다이어트와 피로회복에 좋은 고구마 브로콜리 수프

◆ 효능
피로회복, 야맹증, 항암효과, 성인병예방, 다이어트

◆ 재료
호박고구마 450g, 브로콜리 100g, 양파 1/2개, 치킨스톡 2개, 우유 1컵, 생크림 1/2컵, 버터 20g, 파마산 치즈가루 1/3컵, 물 4컵, 소금약간

◆ 만드는 법
1. 고구마(장식용)를 1cm크기로 네모나게 자른 후 황설탕으로 졸여서 건져둔다.
2. 브로콜리를 적당히 잘라서 물에 데친 후 찬물로 헹구고 물기를 제거한다.
3. 양파 1/2개를 반으로 잘라 채로 썬 후 냄비에 버터를 넣어 볶는다.
4. 데친 브로콜리와 네모나게 쓴 고구마를 물 4컵과 치킨스톡 2개를 넣어 20분정도 끓인다.
5. 데친 브로콜리를 장식용으로 남겨둔다.
6. 5가 완성되면 약간 식힌 후 우유 1컵과 함께 믹서로 갈아서 냄비에 넣어 더 끓인다.

7. 6에 생크림, 파마산 치즈가루를 넣고 소금으로 간을 맞춘 후 더 끓인 뒤에 불을 끈다.
8. 7이 완성되면 1과 5를 얹어준다.

## 입 냄새 제거에 좋은 꽃양배추 대구 화이트 수프

◆ 효능

스트레스로 체내에 열이 쌓여 구취가 심할 때나 몸이 붓고 소변이 시원치 못할 때 효과적이다.

◆ 재료

꽃양배추 1개, 샐러리 10cm, 대구(소금기가 적은 것) 2토막, 양파 1/2개, 파마산 치즈 1큰 술, A(무염 버터 1큰 술, 다진 마늘 1작은 술, 샐러드기름 1작은 술), 폰·브랜 4컵, 생크림 1컵, 올리브유 1큰 술, 부케 가르니 1다발, 소금·후추약간

◆ 만드는 법

1. 대구는 껍질을 벗겨 뜨거운 물에 담근 후 곧바로 냉수로 헹군다.
2. 뼈를 발라 한입 크기로 자른다.
3. 꽃양배추를 반으로 갈라 적당한 크기로 썬다.
4. 샐러리는 심을 제거하고 어슷썰기 한다.
5. 냄비에 A를 넣고 약한 불에서 볶다가 향이 나면 양파, 샐러리를 넣어 볶는다.
6. 5에 대구와 꽃양배추를 넣고 가볍게 볶은 후 소금을 약간 넣는다.

7. 6에 폰·브랜을 붓고 부케 가르니를 넣어 끓기 시작하면 약한 불로 줄인다.

8. 7에서 거품을 제거하면서 뚜껑을 덮고 부드러워 질 때까지 끓인다.

9. 20분 정도 끓여 꽃양배추가 물러지면 생크림을 넣는다.

10. 맛을 본 뒤 소금, 후추, 파마산 치즈를 넣어 한 번 더 끓인다.

## 당뇨와 비만에 좋은 누에콩 수프

◆ **효능**

비만, 당뇨, 비장 강화, 부기제거, 만성 심장병, 가슴통증, 위산과다

◆ **재료**

누에콩 300g, 폰·브랜 1컵, 우유 5큰 술, 생크림 2큰 술, 소금과 후추약간, 플레인 크루통 적당량

◆ **만드는 법**

1. 누에콩은 꼬투리를 떼고 소금을 넣은 뜨거운 물에 데친다.
2. 부드러워지면 소쿠리로 옮겨 찬물에 헹군 후 껍질을 벗긴다.
3. 푸드 프로세서에 1과 폰·브랜 1/2, 소금 약간을 넣어 끈기가 생길 때까지 돌린다.
4. 3을 가는 체로 거른 후 냄비에 붓는다.
5. 4에 나머지 폰·브랜과 우유를 넣고 소금, 후추, 생크림을 넣어 간을 맞춘다.
6. 차갑게 식혀 단단해진 듯 하면 별도의 분량우유를 부어서 묽게 만든다.
7. 완성되면 차갑게 식힌 그릇에 담아 플레인 크루통을 뿌린다.

## 중풍예방과 불면증에 좋은 단호박 수프

◆ 효능

불면증, 당뇨, 변비, 신장, 위장장애, 피부미용, 체질개선, 기침, 천식, 중풍예방, 치통, 감기예방, 동상, 스태미나 부족, 전립선 비대, 신장과 방광기능 저하, 위궤양, 십이지장 궤양, 늑간신경통, 유산, 조산방지, 구충, 이뇨작용, 성인병, 냉증, 야맹증, 구충, 항암효과, 다이어트, 뱀에 물렸을 때

◆ 재료

단호박 550g, 우유 2 $\frac{1}{3}$컵, 물 6컵, 소금, 후춧가루, 생크림 약간

◆ 만드는 법

1. 단호박은 껍질을 벗겨 4cm 크기로 썬다.
2. 냄비에 물을 붓고 끓으면 단호박을 넣어 무르게 삶는다.
3. 2가 삶아지면 차게 식힌 후 믹서로 곱게 간다.
4. 냄비에 3을 넣고 끓이다가 우유를 넣고 약한 불로 더 끓인다.
5. 소금과 후춧가루를 넣어 간을 맞춘 후 그릇에 담고 생크림으로 장식한다.

## 골다공증과 피부미용에 좋은 닭 가슴살 채소, 야채수프

◆ 효능

피부미용, 골다공증, 두뇌활동 촉진, 산후 회복, 간장보호, 항암작용, 다이어트, 소화기능, 감기

◆ 재료

닭 가슴살 30g, 당근 20g, 고구마 20g, 물2컵

◆ 만드는 법

1. 닭 가슴살의 피막을 제거하고 물에 헹군 후 물기를 닦은 뒤 곱게 다진다.
2. 당근, 고구마는 껍질을 벗긴 후 0.5cm크기로 네모나게 썬다.
3. 냄비에 당근, 고구마를 넣고 볶다가 닭 가슴살을 넣어 함께 볶다가 물을 붓고 끓인다.
4. 닭 가슴살과 야채가 푹 익으면 체에 밭쳐 맑은 국물만 받는다.

## 스트레스해소와 두뇌활동에 좋은 닭고기 우유 브로콜리 수프

◆ **효능**

두뇌활동, 항암작용, 다이어트, 기력회복, 스트레스해소, 동맥경화, 심장병, 피부미용

◆ **재료**

닭 가슴살 200g, 브로콜리 100g, 대파 잎 1대, 우유 1컵, 버터 1큰 술, 밀가루 2큰 술, 청주 1작은 술, 물 2컵, 소금과 후추약간

◆ **만드는 법**

1. 닭고기는 가슴살로의 얇은 피막을 벗겨낸다.
2. 냄비에 분량의 물, 대파 잎, 청주를 넣고 끓이다가 1을 넣어 삶은 후 찬물로 헹군다.
3. 브로콜리를 한 송이씩 떼어서 끓는 소금물에 데쳐서 찬물로 헹군 후 물기를 제거한다.
4. 불에 달군 냄비에 버터를 녹인 후 밀가루를 넣고 볶다가 우유를 붓고 잘 풀어준다.
5. 4에 물을 붓고 더 끓이다가 2의 닭 가슴살을 잘게 썰어 브로콜리와 함께 넣어 끓인다.
6. 수프가 완성되면 소금과 후추로 간을 맞추면 된다. 효능

## 여드름과 항암작용에 뛰어난 당근 수프

여드름, 시력보호와 야맹증, 피로회복, 성인병, 스트레스해소, 빈혈, 설사와 야뇨증, 변비,
폐암, 후두암, 식도암, 전립선암, 자궁암, 습진

### 주의
비타민C가 파괴되기 때문에 다른 채소와 함께 먹지 말아야 한다.

◆ 재료

당근 500g, 양파 150g, 토마토 300g, 불린 백미 60g, 마늘 2쪽, 치킨스톡 1개, 우유 2컵, 생크림 1/2컵, 물 4컵, 소금과 올리브기름약간

◆ 만드는 법

1. 껍질을 벗긴 당근을 5cm로 동그랗게 썰어 10분간 물에 넣어서 아린 맛을 제거한다.
2. 토마토는 꼭지를 제거한 후 8등분하고 양파는 반으로 갈라서 채로 썬다.
3. 백미는 씻어서 물기를 제거한다.
4. 냄비에 양파, 마늘, 올리브기름을 넣고 볶는다.
5. 4에 당근, 쌀을 넣고 볶다가 토마토, 물, 치킨스톡, 소금을

약간 넣어 끓인다.(이때 중불로 끓이다가 약한 불로 줄인다)

6. 5가 완성되면 불을 끄고 믹서로 간다.

7. 6을 냄비에 넣은 후 나머지 물 2컵을 붓고 더 끓이다가 우유2컵을 넣는다.

## 신장병과 혈액순환에 좋은 두릅 수프

◆ 효능
혈액순환, 피로회복, 당뇨병, 신장병

◆ 재료
두릅 2개, 다진 양파 1작은 술, 대파 15cm, 감자 1/2개, 물 1컵, 닭 육수 1/2컵, 치킨스톡 1개, 우유 1컵, 소금, 후추, 생크림약간

◆ 만드는 법
1. 달군 냄비에 기름을 두르고 다진 양파와 대파를 넣고 볶는다.
2. 감자는 나박하게 썬 후 물에 담가 전분을 제거한다.
3. 두릅은 씻은 후 밑동을 자르고 반으로 썰어 끓는 소금물에 살짝 데친다.
4. 1에 감자를 넣고 볶아준다.
5. 끓는 닭 육수와 치킨 스톡을 넣는다.
6. 4의 감자가 익기 시작하면 3의 두릅을 넣는다.
7. 6이 한번 끓으면 후 잠시 식혀서 블랜더로 곱게 갈아준다.
8. 7을 약한 불로 끓이다가 우유를 넣는다.
9. 소금과 후추로 간을 맞춘 후 생크림을 넣어 잠깐 끓인다.

## 대장암 예방과 정력증강에 좋은 마늘포타주

◆ 효능

항암작용(대장암 등 예방), 강력한 살균 및 항균작용, 체력증강, 피로회복, 정력증강, 동맥경화 개선, 신체노화 억제, 냉증, 동상완화, 고혈압 예방 및 개선, 혈당조절, 아토피성 피부염의 알레르기 억제작용, 소화 작용 촉진, 해독작용(디톡스), 신경안정 및 진정작용

◆ 재료

마늘 6쪽, 양파 100g, 감자 150g, 땅콩기름, 버터약간, 소맥분 1큰 술, 화이트와인 3/4컵, 치킨수프 3과 1/2컵, 부케 가르니 1다발, 밥 50g, 소금과 후추약간, 계란 노른자 2개, 생크림 3/4컵, 물 각각 2큰 술, 파슬리와 버터와 크루통약간

◆ 만드는 법

1. 마늘을 호일에 올린 후 땅콩기름과 물을 뿌리고 180℃ 오븐에서 40분정도 굽는다.
2. 양파는 얇게 썰고 감자는 껍질을 벗겨 얇게 썬 후 물로 녹말을 제거한다.
3. 냄비에 땅콩기름과 버터를 녹이고 양파와 물기 뺀 감자 넣어서 볶는다.

4. 3에 소맥분을 뿌려서 볶고 화이트와인, 치킨수프, 부케 가르니, 밥, 1을 넣는다.

5. 4가 끝나면 감자가 부드러워질 때까지 40분정도 끓인다.

6. 완성된 5를 가는 체에 걸러서 다시 불에 올린다.

7. 불을 끄고 계란 노른자와 생크림을 섞은 것을 넣는다.

8. 7이 완성되면 소금과 후추로 간을 맞춘 후 그릇에 담아 파슬리, 버터, 크루통을 뿌린다.

## 위장질환과 각종 천식에 좋은 무즙

◆ 효능

천연 위장약, 관절염, 기침치료, 소화촉진, 숙취해소, 여드름 상처, 가래해소, 식중독, 변비해소, 당뇨, 이질, 코피나 각혈, 인후통증, 각종 천식

◆ 재료

벌꿀 2/3병, 무(껍질째) 1/2개

◆ 만드는 법

1. 무를 콩알만 한 크기로 썬다.
2. 1을 1/3가량 드러낸 꿀 병에 넣고 마개를 막는다.
3. 2시간정도 서늘한 곳에 두면 벌꿀이 녹아서 즙처럼 된다.
4. 3의 즙 1큰 술을 컵 속에 넣어 미지근한 물을 부어 잘 섞는다.

## 현기증과 건망증을 해소하는 무 소정강이살 수프

◆ 효능

현기증, 건망증, 성장발육, 골다공증, 관절보호, 디스크와 뼈 강화, 모발촉진, 눈 시력강화, 장 기능강화, 여드름 억제, 기침, 변비

◆ 재료

소정강이살 600g, 무 1개, 파 15cm, 생각 1쪽, 식초 2큰 술, A(청주 1/2컵, 미림 2큰 술, 간장 2큰 술, 묽은 간장 2큰 술, 붉은 고추 1개), 소금·후추약간, 물에 푼 고춧가루약간

◆ 만드는 법

1. 소정강이살을 미지근한 물에 담가 피를 제거한다.
2. 무는 껍질을 벗긴 후 네모나게 썰고 파는 토막 썰며 생강은 얇게 썬다.
3. 3을 건져내어 물에 삶은 후 국물은 버린다.
4. 냄비에 3과 A와 무를 뺀 2를 넣고 잠길 정도로 물을 부은

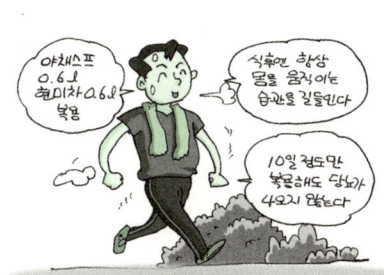

후 불에 올린다.

5. 물이 줄어들면 더 붓고 흰 거품이 생기면 제거하면서 2시간정도 더 끓인다.

6. 무를 넣고 더 끓인 후 익으면 식초와 소금과 후추로 간을 맞춘다.

7. 7의 고기를 2cm두께로 잘라 그릇에 담고 물에 푼 고춧가루를 곁들인다.

## 발 냄새제거와 간암억제에 효과적인
## 배추 농어 유자 후추 수프

◆ 효능

관절염, 발 냄새 제거, 구토, 가래, 코피, 두통, 여드름, 간암억제, 감기치료

◆ 재료

농어 2토막, 배추 200g, 송이버섯 1팩, 유자후추 2작은 술, 우려낸 국물 4와1/2컵, 소금 1작은 술, 묽은 간장 2작은 술

◆ 만드는 법

1. 농어를 4등분해 소금과 기름을 뿌려서 6분정도 재워둔 다음 그릴로 굽는다.
2. 배추 속은 길이 3cm와 폭 1cm로 썰고 겉잎은 썩둑 썬다.
3. 송이버섯을 흙이 붙은 밑 부분을 제거한 후 작게 자른다.
4. 냄비에 우려낸 국물, 배추, 송이버섯을 넣어 7분정도 더 끓인다.
5. 1의 농어를 넣고 3분을 더 끓인 후 소금과 묽은 간장으로 간을 맞춘다.
6. 5가 완성되면 유자후추를 넣는다.

## 각종 암 예방과 탈수증상에 좋은 버섯 두유 수프

◆ 효능

각종 암 예방, 피로회복, 탈수증상, 요실금, 소변혼탁, 위장보호, 노화방지, 면역강화, 칼슘보강, 구강암, 치아강화, 피부미용, 배변원활

◆ 재료

송이버섯 1/2팩, 버섯 4개, 생목이 버섯 2장, 베이컨 2장, 버터 1큰 술, 파마산 치즈 1큰 술, 두유 1컵, 우유 1/2컵, 치킨수프 1컵, 파슬리와 소금 및 후추약간

◆ 만드는 법

1. 버섯종류는 흙이 붙은 부분을 제거하고 씻는다.
2. 송이버섯은 작게 썰고 베이컨은 4등분하고 목이버섯은 얇게 썬다.
3. 냄비에 버터를 녹이고 버섯과 베이컨을 볶는다.
4. 3에 두유, 치킨 수프를 부어 끓인다.
5. 파마산 치즈, 소금, 후추로 간을 맞추고 그릇에 담은 후 파슬리 다진 것을 뿌린다.

## 흰머리억제와 체세포소생에 좋은
## 러시안 채소, 야채수프

◆ **효능**

각종 암 예방과 치료, 면역강화, 체세포소생, 피부미용, 각종 질병예방과 치료, 원기회복, 피로회복, 흰머리, 피부질환, 치매, 기미, 골다공증, 각종 부인병, 성인병, 고혈압, 당뇨

◆ **재료**

쇠고기 500g, 양송이버섯 6개, 당근 1/2개, 토마토 1개, 샐러리 2대, 브로콜리 100g, 양배추 3잎, 양파 1개, 감자 1개, 밀가루 2큰 술, 버터 1큰 술, 물 5컵, 레드와인 2큰 술, 토마토케첩 2큰 술, 월계수 1잎, 소금, 후추, 파슬리 가루 약간

◆ **만드는 법**

1. 쇠고기를 2cm크기로 네모나게 잘라서 소금과 후추로 간을 한 후 밀가루를 뿌려둔다.
2. 냄비에 버터를 녹인 후 1를 넣어 노릇하게 볶다가 레드와인과 케첩을 넣어 계속 볶는다.
3. 2에 적당한 물과 월계수 잎을 넣고 고기가 부드러워질 때까지 은은하게 끓인다.
4. 껍질 벗긴 감자와 당근을 밤알크기로 자른 후 둥글게 만든다.

5. 양송이버섯을 반으로 자르고 양배추와 양파를 가로세로 3cm크기로 썬다.

6. 샐러리를 3cm길이로 자른다.

7. 브로콜리를 한 송이씩 떼어 끓는 물에 살짝 데친 후 찬물로 헹군다.

8. 토마토를 열십자로 칼집을 넣어 불에 직접 구운 뒤 껍질을 벗겨 4등분 한다.

9. 3의 수프에 4, 5에서 준비한 재료를 넣고 계속 끓인다.

10. 야채가 부드러워지면 소금과 후추로 간을 맞춘 후 파슬리 가루를 뿌린다.

## 변비예방과 골다공증에 좋은 브로콜리 수프

◆ 효능

항암작용, 노화, 골다공증, 면역강화, 야맹증, 피로회복, 혈액순환, 피로회복, 위장장애, 변비예방, 노화방지

◆ 재료

인스턴트 크림수프 80g, 브로콜리 20g, 물 3컵, 우유1컵, 소금약간

◆ 만드는 법

1. 냄비에 물을 붓고 인스턴트 크림수프를 넣어서 잘 풀면서 끓인다.
2. 브로콜리는 먹기 좋게 적당한 크기로 뜯어둔다.
3. 2를 찬물에 담근 후 흙을 제거하면서 깨끗이 씻는다.
4. 3이 완성되면 1의 냄비에 넣어 충분하게 끓인다.
5. 브로콜리가 익으면 식힌 후 믹서로 곱게 갈아서 다시 끓인다.
6. 5가 끓어오를 때 우유로 농도를 맞추고 소금으로 간한다.

## 피부미백과 주름살 방지에 좋은 브로콜리 감자 수프

◆ 효능

다이어트, 신체균형유지, 주름살 방지, 피부미용(미백), 기미방지, 여성호르몬 생산, 여드름예방, 변비예방, 피로회복, 항암작용

◆ 재료

감자 2개. 브로콜리 170g, 양파 2/3개, 우유 500㎖, 생크림 80㎖, 버터 1큰 술

◆ 만드는 법

1. 브로콜리를 씻은 후 끓는 물에 살짝 데친 다음 물기를 제거한다.
2. 감자와 양파를 네모나게 썬다.
3. 냄비에 버터를 녹여 감자와 양파를 넣어서 적당히 익도록 볶는다.
4. 3에 우유와 생크림을 넣어서 중불보다 약하게 해서 끓인다.
5. 5분정도 지나면 브로콜리를 넣고 2분정도 더 끓인다.
6. 5를 믹서로 갈고 다시 약한 불로 더 끓인다.
7. 소금으로 간을 맞춘다.

## 방관결석방지와 콜레스테롤 감소에 좋은 브로콜리 아스파라거스 수프

◆ 효능

방광결석방지, 이뇨작용, 신경통 류머티즘, 항암작용, 성적흥분 증가, 콜레스테롤 감소, 강장보호, 혈관경화방지, 혈압강화, 위궤양, 빈혈, 고혈압과 동맥경화예방, 변비예방, 노화방지, 골다공증, 면역강화, 야맹증, 피로회복

◆ 재료

브로콜리 2개, 아스파라거스 10대, 다진 양파 1작은 술, 대파 15cm, 다진 마늘 1작은 술, 월계수 1잎, 밀가루 4T, 닭 육수 1컵, 생크림·소금·후추·버터·올리브기름 약간

◆ 만드는 법

1. 브로콜리를 큼직하게 썰어서 약간의 소금이 들어간 끓는 물에 데친다.
2. 아스파라거스도 약간의 소금이 들어간 끓는 물에 데친다.
3. 1과 2를 블랜더에 넣고 곱게 간다.
4. 프라이팬에 버터, 올리브기름을 두른 후 다진 양파, 대파, 마늘은 넣고 볶는다.
5. 4에 버터를 조금 더 넣고 밀가루를 첨가해 중불 이하에서 골고루 섞으면서 볶는다.

6. 5에 미리 준비해둔 닭 육수를 넣은 후 더 끓인다.
7. 갈아둔 브로콜리와 아스파라거스를 넣어서 뭉근하게 저어가면서 끓인다.
8. 7에 월계수 잎을 넣는다.
9. 약간의 후추와 소금으로 간을 맞춘다.
10. 9에 생크림을 넣는다.

## 숙취해소와 심장병에 좋은 브로콜리 치즈 수프

◆ 효능

고혈압, 동맥경화, 심장병, 당뇨병, 해독작용, 간 기증 회복, 위장보호, 숙취해소, 어린이 근육발달, 키 성장

◆ 재료

양파 1개(다진 것), 편 마늘 2쪽, 닭 육수 2.5컵, 화이트 와인 1.5컵, 브로콜리 650g, 생크림 1/2컵, 체다 치즈 6장, 버터 1큰 술, 물 1/4컵, 소금과 후춧가루 약간

◆ 만드는 법

1. 중불에 냄비를 올린 후 물과 버터를 넣는다.
2. 버터가 녹으면 다진 양파와 마늘을 넣고 양파가 투명해질 때까지(약 5~10분) 볶는다.
3. 완성된 2에 닭 육수, 와인, 브로콜리 등을 넣어 강한 불로 20정도 끓인다.(뚜껑을 열어야 브로콜리의 푸른색이 변색되지 않음)
3. 3이 완성되면 믹서로 갈아서 냄비에 붓고 생크림, 체다 치즈, 소금과 후추를 넣는다.

## 통증제거와 눈 건강에 좋은 상추 가리비 당면 수프

◆ 효능

통증, 피로회복, 눈 건강, 독소해독, 빈혈예방, 숙취해소, 항암작용, 췌장 내분비선작용, 간 보호, 방사선피해방지, 피로회복, 열 내림, 협력 작용, 항 경련작용, 고혈압, 어깨 결림

◆ 재료

상추 4장, 가리비(건조) 4개, 샐러리 1/2개, 당면(건조)50g, 치킨수프 2컵, 남프라(타이요리에 사용하는 생선간장) 2작은술, 소금과 후추와 향채약간

◆ 만드는 법

1. 건조된 가리비를 1컵 물에 하룻밤 담가둔다.
2. 가리비가 부드러워지면 손으로 가볍게 풀고 국물은 별도로 보관한다.
3. 상추를 먹기 좋은 크기로 찢고 샐러리는 심을 뗀 후 얇게 썬다.
4. 당면을 뜨거운 물에 풀

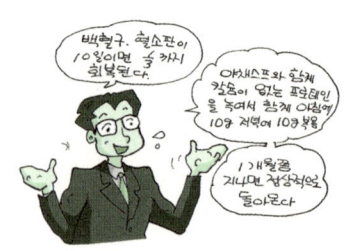

어서 적당한 길이로 자른다.

5. 냄비에 치킨수프, 가리비, 가리비국물을 데운 후 당면, 샐러리, 상추를 넣어 끓인다.

6. 남프라, 소금, 후추로 간을 맞춘 후 그릇에 담아 향채를 얹는다.

## 현기증과 설사 및 관절보호에 좋은
## 쇠고기 채소, 야채수프

◆ 효능

현기증, 뼈·근육 강화, 관절보호, 피부윤택, 소화기보호, 설사, 당뇨, 부종, 기혈허약, 비위허약, 병후 회복, 산후조리, 손발 저림, 피부미용(미백), 기미방지

◆ 재료

쇠고기 120g, 감자 1개, 양파 1개, 당근 1/2개, 양배추 4잎, 브로콜리 100g, 버터 2큰 술, 육수 6컵, 토마토케첩 4큰 술, 소금, 후춧가루, 파슬리가루약간

◆ 만드는 법

1. 쇠고기와 야채를 2Cm크기의 네모로 얄팍하게 썬다.
2. 냄비에 버터를 녹인 후 쇠고기를 넣어서 볶는다.
3. 쇠고기가 살짝 익으면 야채를 모두 넣어서 함께 볶는다.
4. 3에 육수를 붓고 끓이다가 토마토케첩을 넣고 더 끓인 후 소금과 후춧가루 간을 한다.
5. 4가 완성되면 파슬리가루를 뿌린다.

## 빈혈과 습진 및 부종에 좋은
## 쇠고기 감자 채소, 야채수프

◆ **효능**

빈혈, 설사, 동맥경화, 습진, 현기증, 뼈·근육 강화, 관절보호, 피부윤택, 소화기보호, 설사, 당뇨, 부종, 피부미용(미백), 기미방지, 노화방지

◆ **재료**

쇠고기 50g, 감자 ½개, 당근 ½개, 양파 ½개, 양배추 2잎, 월계수 1잎, 셀러리 1줄기, 토마토 ½개, 완두콩(캔) 1큰 술, 토마토케첩 3큰 술, 육수 2½컵, 올리브기름일 2큰 술, 백포도주 2큰 술, 파슬리가루, 소금, 후춧가루약간

◆ **만드는 법**

1. 쇠고기를 잘게 다진 후 소금과 후춧가루로 밑간을 한다.
2. 감자, 당근, 양파, 양배추, 셀러리를 1cm크기로 네모지게 썬다.
3. 토마토는 껍질과 씨를 제거한 후 잘게 다지고 완두콩은 물기를 뺀다.
4. 냄비에 올리브기름을 두르고 1과 2를 넣어 볶다가 토마토케첩을 넣고 더 볶는다.
5. 4가 완성되면 육수를 붓고 다진 토마토, 완두콩, 월계수 잎

을 넣고 더 끓인다.

6. 걸쭉하게 되면 백포도주를 넣고 소금과 후춧가루로 간을 맞춘다.

7. 6이 완성되면 그릇에 담고 파슬리가루를 뿌린다.

## 암 예방과 비만 및 장내 염증제거에 좋은 시금치 수프

◆ 효능

항암효과, 위암·대장암·폐암억제, 조혈작용, 피로회복, 시력감퇴, 감기예방, 암 예방, 비만예방, 콜레스테롤 조절, 장내 독소제거와 염증제거, 요산분리, 류머티즘, 통풍, 숙취해소, 위장보호, 빈혈치료, 백내장, 탈모예방, 유아 신경관 결함 예방, 혈액보충, 지혈작용, 변비예방, 동맥경화

◆ 재료

시금치 1/2단, 양파 1/2개, 대파 15cm, 샐러리 1대, 우유 2컵, 치킨스톡 1개, 물 1컵, 버터, 올리브기름, 소금, 후추, 생크림 약간

◆ 만드는 법

1. 양파, 대파, 샐러리를 적당하게 썬다.
2. 시금치를 끓는 물에 데쳐 블랜더에서 곱게 갈아준다.
3. 버터와 올리브기름을 냄비에 두르고 2를 볶는다.
4. 3이 볶아졌으면 블랜더로 곱게 갈아준다.
5. 1과 4를 냄비에 붓고 끓이다가 우유, 물, 스톡을 넣어 약한 불로 저어가며 끓인다.
6. 소금과 후추로 간을 맞춘 후 생크림을 넣어 살짝 끓여준다.

## 무릎 관절통과 신경통에 좋은 시금치 퓨레 수프

◆ 효능

골다공증, 피부미용, 다이어트, 피로회복, 무릎 관절통, 추위예방, 신경통, 혈당조절, 당뇨, 정력 강화, 면역기능강화, 어린이 성장발육, 지혈효과, 두뇌개발, 감기예방, 빈혈치료, 숙취해소

◆ 재료

시금치 1다발, 치킨수프 2컵, 양파 1/2개, 감자 3개, 베이컨 1장, 마늘 1쪽, 무염버터 1큰 술, 로리에 1장(베이리프와 월계수 잎을 건조시킨 향신료), A(올리브유 2큰 술, 치킨수프 1큰 술, 파마산 치즈 2큰 술, 소금과 후추약간)

◆ 만드는 법

1. 뿌리 자른 시금치를 뜨거운 소금물에 데쳐서 얼음물로 헹군 다음 물기를 제거한다.
2. 양파, 감자는 1cm크기로, 베이컨은 얇게 썬다.
3. 냄비에 버터를 두르고 잘게 썬 마늘, 양파, 감자, 베이컨을 넣어서 볶는다.
4. 3에 치킨수프, 로리에를 넣고 한번 끓은 후에 중불로 부드러워질 때까지 끓인다.

5. 1을 듬성듬성 썬 다음 A와 함께 푸드 프로세서에 넣어서 퓨레로 만든다.

6. 4의 수프를 그릇에 담고 5의 퓨레를 듬뿍 얹는다.

## 여성 갱년기해소와 고질혈증에 좋은 이탈리안 채소, 야채수프

◆ 효능

암 예방, 당뇨병, 여성 갱년기해소, 고지혈증, 악성 콜레스테롤예방, 피부병예장과 치료, 부기제거, 야맹증예방, 피비미용, 설사치료, 성장발육, 산후부기, 감기, 동맥경화, 담석증, 자궁출혈치료

◆ 재료

치킨 스틱 큐브 2개, 베이컨 2줄, 강낭콩 100g , 흰 강낭콩 100g, 완두콩 60g, 감자 1개, 샐러리 1대, 토마토 1개, 백미 100g, 양배추 3잎, 돼지호박 1/6개, 다진 파슬리 1큰 술, 마늘 2쪽, 양파 1/4개

◆ 만드는 법

1. 베이컨을 0.5cm로 자르고 강낭콩, 흰 강낭콩, 완두콩을 씻는다.
2. 마늘은 으깨어 놓고 양파는 다지듯 자른다.
3. 껍질 벗긴 감자를 1cm크기로 네모나게 자르고 샐러리는 0.2cm 크기로 썬다.
4. 씨를 제거한 토마토를 4등분하고 양배추는 1cm 크기로 자른다.

5. 돼지 호박은 4등분 하여 씨 집을 모두 잘라내고 1cm 크기로 네모나게 자른다.

6. 쌀은 미리 씻어 둔다.

7. 팬에 베이컨을 넣고 볶은 뒤 양파, 마늘을 넣어 양파가 투명해질 때까지 볶는다.

8. 6과 7을 넣은 후 치킨 스틱과 물 1000㎖를 넣어 쌀이 익을 때 20정도 끓인다.

## 간강염과 위염 및 통풍에 효과적인
## 알로에 채소, 야채수프

### ◆ 효능
고혈압, 간장염, 위염, 당뇨병, 빈혈, 피로회복, 콜레스테롤(HDL) 생성, 진정작용, 통풍, 성인병 예방, 항암효과

### ◆ 재료
알로에 7cm(껍질째), 순무 2개, 양배추면 작은 것 1/4개, 양파 1개, 당근 1/2개, 말린 표고버섯 1개

### ◆ 만드는 법
1. 모든 재료를 둥글게 썰어서 냄비에 넣는다.
2. 1에 재료의 3배정도의 물을 붓고 강한 불로 끓이다가 약한 불로 2시간 더 끓인다.
3. 2를 약수건에 부어 살짝 눌러서 액을 짜낸다.
4. 3을 유리병에 옮겨 냉장고에 보관한다.
5. 먹을 때는 차게 하거나 따뜻하게 데워서 먹는다.

## 비만예방과 피부건강 및 전립선 암 감소에 좋은 종합채소, 야채수프

### ◆ 효능

피부건강, 혈압강하, 항암효과, 전립선 암 감소, 여성 갱년기예방, 고혈압, 당뇨병, 신장병, 비만예방, 골다공증, 치매예방, 변비예방

### ◆ 재료

토마토 2개, 양파 1/2개, 감자 1/2개, 당근 1//6개, 무 1/8개, 샐러리 1/2대, 대파 1/2뿌리, 양배추 4잎, 버터 1큰 술, 밀가루 2큰 술, 페이스트 2큰 술, 향신료(월계수 2잎, 통후추 5알, 바질약간), 소금, 후춧가루 약간씩, 육수(물) 10컵

### ◆ 만드는 법

1. 양파, 당근, 무, 샐러리, 양배추, 감자, 대파, 토마토 (1.5cm 정사각형 크기의 다이아몬드 형으로 썰어둔다)를 알맞게 썬다.
2. 냄비에 밀가루

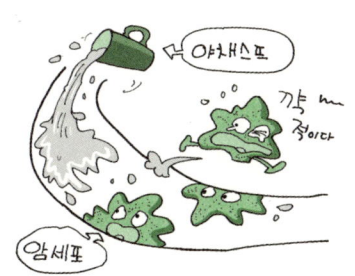

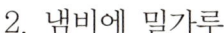
기적의 채소, 야채수프 47가지 치료방법

와 버터를 넣어 부론드루(갈색의 밀가루 볶음)를 볶다가 육수를 붓고 잘 풀어준다.

3. 프라이팬에 버터를 넣고 야채를 살짝 볶다가 페이스트를 넣어 완전하게 볶는다.

4. 2를 야채를 넣고 더 끓인다.

5. 향신료를 넣고 야채가 익을 때까지 끓인 다음 소금과 후춧가루로 간을 맞춘다.

## 불임개선과 구토예방 및 당뇨병에 좋은 야채크림 수프

◆ 효능

변비, 고혈압, 암 예방, 불면증, 열 내림, 구토예방, 방광기능 강화, 습 제거, 혈뇨치료, 불임개선, 항암작용, 감기예방, 당뇨병, 동맥경화, 피부미용

◆ 재료

고구마 350g, 감자 350g, 당근 100g, 양파 2개, 샐러리 2줄기, 베이컨 150g, 우스터소스 15㎖, 닭 육수1ℓ, 생크림 150g, 우유 500㎖, 올리브유와 소금과 후춧가루약간

◆ 만드는 법

1. 양파, 당근, 고구마, 감자, 샐러리를 정육면체로 작게 썬다.
2. 프라이팬에 올리브유를 둘러 야채를 볶는다.
3. 2과 완성되면 소금과 후춧가루로 간을 한 후 닭 육수를 넣어 25분정도 끓인다.
4. 3을 믹서로 간다.
5. 4가 완성되면 냄비에 붓고 우유와 생크림을 넣어 중불로 끓인다.
6. 6이 완성되면 우스터소스를 섞고 베이컨을 다져서 함께 볶은 후 고명으로 얹는다.

## 위염, 십이지장궤양 및 귀를 밝게 해주는 양배추 수프

◆ 효능

위염, 위궤양, 십이지장궤양, 다이어트, 뼈 강화, 노화방지, 피부미용, 혈관질환 개선, 면역력강화, 스트레스해소, 시력강화, 귀를 밝게, 당뇨병, 변비예방, 지혈작용, 변비, 노화방지

◆ 재료

양배추 1/5통, 토마토 1개, 양파 1개, 감자 1개, 양송이버섯 3개, 육수 5컵, 소금과 후춧가루약간

◆ 만드는 법

1. 양배추를 4등분해 두꺼운 줄기부분을 제거한 후 적당한 크기로 썬다.
2. 토마토를 끓는 물에 살짝 데친 후 껍질을 벗겨 적당한 크기로 썬다.
3. 양파와 감자는 껍질을 벗긴 후 채로 썰고, 양송이버섯은 모양을 살려서 썬다.
4. 냄비에 양배추, 토마토, 양파, 감자, 버섯을 넣고 끓인다.
5. 완성된 4에 소금과 후춧가루로 간을 맞추면 된다.

## 뇌졸중 예방과 노화방지 및 해열작용에 좋은
## 양배추 베이컨 수프

◆ 효능

위궤양, 항암, 뇌졸중 예방, 원기회복, 뼈 강화, 예민한 성격, 스트레스로 인한 소화불량, 위점막 회복, 면역력강화, 온기회복, 불면증, 해열작용, 피로회복, 노화방지

◆ 재료

양배추 1/3통, 베이컨 4장, 샐러리 1/2개, 마늘 1쪽, 치킨수프 4컵, 부케 가르니 1다발, 버터와 샐러드유 각 1큰 술, 소금과 후추약간

◆ 만드는 법

1. 양배추를 가늘게 썰고 샐러리는 심을 떼어 얇게 어슷썰기 한다.
2. 마늘을 다지고 베이컨은 5cm길이로 썬다.
3. 냄비에 버터, 샐러드유를 넣어 마늘을 볶고 향이 나면 양배추와 샐러리를 넣어 볶는다.
4. 3에 베이컨을 넣어 가볍게 볶을 후 수프와 부케 가르니를 넣어서 더 끓인다.
5. 소금과 후추로 간을 맞춘다.

## 신장보호와 심장질환 및 항암작요에 뛰어난 양배추 토마토 수프

◆ 효능

신장보호, 뼈와 근육강화, 피로회복, 심장질환, 당뇨병(저혈당), 항암작용, 불면증, 골다공증, 비만, 변비개선, 설사, 치매예방, 퇴화성 노인질환, 골다공증예방

◆ 재료

양배추 1/5통, 토마토 1개, 양파 1개, 감자 1개, 양송이버섯 3개, 육수 5컵, 소금·후춧가루약간

◆ 만드는 법

1. 양배추를 4등분해 두꺼운 줄기부분을 제거한 후 먹기 편안한 크기로 썬다.
2. 토마토를 끓는 물에 살짝 데쳐서 껍질을 벗긴 후 작게 썬다.
3. 양파와 감자는 껍질을 벗겨 채 썰고, 양송이버섯은 모양을 살려서 썬다.
4. 냄비에 양배추, 토마토, 양파, 감자, 버섯을 넣고 끓인다.
5. 4가 완성되면 소금과 후춧가루로 간을 맞추면 된다.

## 소화촉진과 알코올 만성질환 및 간암예방에 좋은 양송이 수프

◆ 효능

소화촉진, 고혈압, 빈혈, 당뇨병, 비만, 간암예방, 항바이러스, 동맥경화, 피부미용, 알코올성 만성질환, 항혈작용, 유해물질 제거, 항암작용, 항 바이러스작용, 면역력증강

◆ 재료

양송이버섯 200g, 버터 3큰 술, 밀가루 3큰 술, 우유 2컵, 생크림 2큰 술, 소금, 후춧가루, 다진 파슬리약간

◆ 만드는 법

1. 양송이버섯을 깨끗이 씻어 물기를 닦아낸 후 얇게 썬다.
2. 버터를 두른 프라이팬에 버섯을 볶다가 1/3정도 덜어놓고 나머지에 육수를 부어 끓인다.
3. 2가 완성되면 불을 끄고 믹서로 갈아서 체에 거른다.
4. 냄비에 버터를 두르고 밀가루를 넣어 약한 불로 볶다가 우유를 부어 잘 풀어준다.
5. 3의 육수를 4에 붓고 소금과 후춧가루로 간을 맞춰 중불로 끓인다.
6. 5가 완성되면 생크림과 나머지 버섯을 넣고 불을 끈다.
7. 7을 그릇에 담은 후 다진 파슬리를 뿌린다.

## 이뇨작용과 기침가래에 좋은 양송이 마늘 수프

◆ 효능

빈혈치료, 당뇨병, 비만, 항암작용, 항바이러스 작용, 고혈압 예방과 강하작용, 동맥경화, 이뇨작용, 기침, 가래, 살균작용

◆ 재료

양송이버섯 200g, 버터 70g, 밀가루 20g, 치킨브로스 152㎖, 생크림 76㎖, 마늘 2개, 타임 1큰 술, 소금, 후추약간

◆ 만드는 법

1. 양송이버섯을 얇게 썬은 후 버터에 4분정도 볶는다.
2. 다진 마늘과 타임을 버터로 10분정도 볶는다.
3. 2에 밀가루를 넣고 약한 불로 살짝 볶다가 차츰 온도를 높여준다.
4. 3에 치킨브로크와 우유를 넣고 10분정도 끓이면서 젓는다.
5. 4가 끓으면 1을 넣고 1분정도 더 끓인 후 생크림, 소금, 후추를 넣는다.

# 변비통과 피비미용 및 당뇨병에 좋은 양파 수프

◆ 효능

동맥경화, 고지혈증, 고혈압, 당뇨병, 변비통, 피로회복, 다이어트, 피부미용

◆ 재료

양파 2개, 샐러리 2줄기, 당근 1/3개, 토마토 1개, 올리브유, 다진 마늘 1/2큰 술, 육수 4컵, 소금과 후춧가루 약간

◆ 만드는 법

1. 양파는 1.5cm크기로 네모나게 자른다.
2. 샐러리는 질긴 섬유질을 벗겨내고 1cm길이로 자른다.
3. 당근은 껍질을 1cm크기로 네모나게 썬다.
4. 토마토를 살짝 데친 후 껍질을 벗기고 1cm크기로 네모나게 자른다.
5. 냄비에 올리브기름을 두르고 다진 마늘을 볶다가 양파를 넣어 더 볶는다.
6. 5가 완성되면 당근, 샐러리를 넣고 소

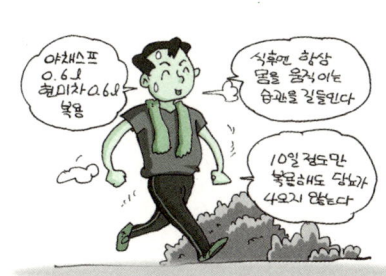

기적의 채소, 야채수프 47가지 치료방법

금을 약간 넣어 볶다가 육수를 부어 더 끓인다.
7. 6에서 야채국물이 우러나면 소금으로 간을 맞추고 토마토를 넣고 불을 끈다.
8. 7이 완성되면 후춧가루와 핫 소스를 뿌린다.

## 더위해소와 갈증해소 및 이뇨효과에 좋은 오이 코코넛 수프

◆ 효능

갈증해소, 더위해소, 다이어트, 이뇨효과, 근유강화

◆ 재료

오이 1/2개, 닭 육수 1컵, 코코넛밀크 1컵, 슬라이스 레몬 1조간, 올리브유 2큰 술, 마늘 2쪽, 소금, 후춧가루, 파슬리 약간

◆ 만드는 법

1. 오이를 껍질째 소금으로 문질러 씻은 후 씨는 제거하고 잘게 자른다.
2. 마늘은 으깨고 양파는 다지듯 잘게 썬다.
3. 프라이팬에 올리브유를 두르고 마늘, 양파를 넣어 볶다가 1을 넣고 1분간 더 볶는다.
4. 차게 해둔 닭 육수를 3에 붓고 오이 색이 변하기 전까지 3분정도 끓인다.
5. 적당히 식은 다음 믹서에 넣고 갈아 준다.

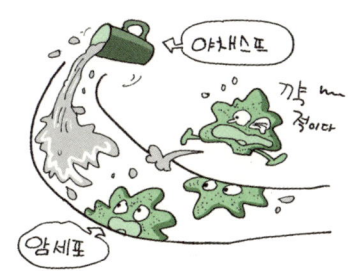

6. 걸쭉한 오이수프에 코코넛밀크를 섞은 후 소금과 후춧가루로 간을 맞춘다.
7. 냉장고에 넣어 차게 한다.
8. 닭 가슴살은 레몬조각과 함께 찜통에서 쪄낸 후 잘게 찢는다.
9. 오이 코코넛수프에 닭 가슴살을 담은 후 파슬리를 띄운다.

## 시력증진과 피부개선 및 어린이 성장 발육에 좋은 완두콩 수프

◆ 효능

위장보호, 혈액순환, 설사치료, 피부개선, 항균작용, 간 경변 예방, 어린이 피부병예방 및 치료, 당뇨병(갈증해소), 이뇨작용, 구토예방, 다이어트, 시력증진, 골격강화, 항암작용, 산모 모유증강, 어린이 키 성장

v재료

완두 600g, 양파 1/4개, 올리브기름 1큰 술, 버터 1큰 술, 닭육수 4컵, 우유 1컵, 월계수 1잎, 민트 1잎, 소금, 후추약산

◆ 만드는 법

1. 완두를 씻은 후 물기를 제거하고 양파는 가늘게 채 썰어 둔다.
2. 프라이팬에 올리브기름과 버터를 두르고 완두, 양파를 넣어 중불로 은근히 볶는다.
3. 2가 충분하게 익으면 육수와 월계수

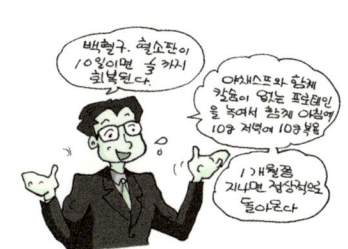

잎을 넣고 약한 불로 은근히 끓인다.

4. 3이 충분히 끓으면 월계수 잎을 제거하고 나머지는 믹서에 넣어 곱게 간다.

5. 4를 다시 냄비에 넣고 더 끓이다가 우유를 넣어 농도를 조절한다.

6. 5가 완성되면 소금과 후추로 간을 한 후 그릇에 담고 민트 잎을 얹는다.

## 혈압강하와 소화작용 및 대뇌 활동촉지에 좋은 옥수수 토마토 수프

### ◆ 효능

심신안정, 변비, 암 치료와 예방, 대뇌 활동촉진, 비장과 위장기운 조절, 혈당과 콜레스테롤수치조절, 소화작용, 열과 독소제거, 갈증, 혈압강하

### ◆ 재료

다진 양파 1작은 술, 다진 마늘 1작은 술, 옥수수 4컵, 토마토 1개, 물 8컵, 소금, 후추, 생크림약간

### ◆ 만드는 법

1. 프라이팬에 버터와 기름을 두른 후 다진 양파와 마늘을 넣어서 볶는다.
2. 옥수수를 4컵 분량 넣고 볶다가 껍질과 씨를 제거한 토마토를 살짝 데친다.
3. 2에 물 8컵 정도를 더 붓고 약한 불로 저어가면서 끓인다.
4. 3에 소금, 후추로 간을 맞추고 30분정도 더 끓인다.
5. 4를 블랜더에 넣고 곱게 갈아준다.
6. 5를 냄비에 다시 넣어 끓이면서 생크림을 넣는다.

## 철분보강과 빈혈 및 항암작용에 좋은 증혈식

◆ 효능

철분부족, 빈혈예방, 혈액부족, 재생 불량성 빈혈, 혈소판, 백혈구증가, 소화촉진, 시력향상, 골다공증예방, 어린이 성장발육, 항산화작용, 항암작용, 건망증, 현기증, 이명, 숨가쁨, 소화촉진, 습 제거, 구루병, 골연화증, 뼈 강화

◆ 재료

빙어(또는 은어) 3마리, 찹쌀 150g, 검정콩 30g

◆ 만드는 법

1. 찹쌀과 검정콩을 하룻밤 물에 불려둔다.
2. 다음날 아침에 건져내서 찹쌀과 검정콩을 넣어 밥을 짓는다.
3. 빙어를 노릇노릇하게 굽는다.
4. 밥과 함께 구운 빙어를 20일 동안 지속적으로 먹는다.

## 관절염과 산후회복 및 두통에 좋은 치킨그릴 배추 수프

◆ 효능

가래, 노인성 관절염, 피부미용, 골다공증, 두통, 두뇌활동 촉진, 코피, 산후회복 식, 감기치료, 항암작용, 발 냄새제거, 관절염, 구토, 여드름

◆ 재료

닭다리 살 1개, 배추 200g, 당근 50g, 떡 5개, 수프 6컵, 소금, 간장약간

◆ 만드는 법

1. 닭다리 살을 가늘고 길게 잘라 소금과 후추로 밑간을 한다.
2. 그릴에서 껍질을 바삭하게 굽고 뒤집어서 6분정도 불에 익혀 한입크기로 썬다.
3. 배추를 3cm길이로 썰되 흰 부분은 1cm크기로 가늘게, 당근도 가늘고 길게 썬다.
4. 떡은 1/2로 잘라서 오븐 토스터에서 3분정도 굽는다.
5. 냄비에 수프와 배추, 당근을 넣어 8분정도 끓인다.
6. 5에 1을 넣어 소금과 간장으로 맛을 낸다.
7. 4를 넣어 한번 끓여서 그릇에 담는다.

## 피로회복과 스트레스해소 및 골다공증에 좋은 치킨 야채크림수프

### ◆ 효능
피부미용, 골다공증, 두뇌활동 촉진, 스트레스해소, 산후 회복 식, 피로회복, 항암 작용, 소화촉진, 위궤양, 위암, 대장암, 혈액순환, 변비, 항암작용

### ◆ 재료
닭다리 살 200g, 브로콜리 100g, 당근 1/2개, 양파 6개, 샐러드유 1큰 술, 치킨수프 2와1/2컵, 부케 가르니 1다발, 무염버터 2큰 술, 체에 거른 박력분 2큰 술, 우유 1컵, 생크림 1/2컵, 소금, 후추, 육두구 약간

### ◆ 만드는 법
1. 당근을 먹기 편한 크기로 자르고 양파껍질을 벗긴다.
2. 브로콜리는 몇 덩이로 나누어 소금물에 데친 후 냉수에 헹군다.
3. 닭고기 살은 먹기 편한 크기로 자른 후 소금과 후추를 친다.
4. 냄비에 기름을 두르고 닭고기 살을 볶다가 당근, 양파를 넣어서 더 볶는다.
5. 치킨수프와 부케 가르니를 넣어 끓으면 약한 불로 7분정도

끓인다.

6. 다른 냄비에 버터를 녹여 박력분을 넣어 타지 않도록 볶는다.

7. 6에 거품기 넣어 저어주면서 우유, 생크림을 넣어 약한 불과 중불 사이에서 끓인다.

8. 7에 5를 조금 넣고 섞어서 묽게 한 다음 5의 냄비로 모두 넣어 섞는다.

## 갱년기장애와 저혈압 및 동상에 좋은 토마토 채소, 야채수프

◆ 효능

피부건강, 항암효과, 갱년기장애, 골다공증, 치매, 간 해독작용, 위궤양, 생인손, 동상, 종기, 옴, 저혈압, 빈혈, 히스테리해소, 시력향상, 치아건강, 골다공증, 골연화증, 노화방지, 심장병, 당뇨병, 각종 부인병, 미용효과, 면역력 강화, 미각장애, 스태미나 촉진

◆ 재료

토마토 3개(2개는 갈고 1개는 썬다), 양파 1/2개, 양송이버섯, 새우 또는 닭 가슴살 약간, 다진 마늘 1작은 술, 소금, 후추, 청주, 육수(또는 물), 올리브유약간

◆ 만드는 법

1. 닭 가슴살은 청주, 소금, 후추로 재어 놓는다.
2. 토마토, 통마늘, 은행, 감자, 버섯, 밤을 손질해서 오븐에 굽는다.
3. 양송이버섯 크림소스를 만든다.
4. 양파를 썰어 팬에 살짝 복아 접시에 담아둔다.
5. 재어놓은 닭 가슴살을 밀가루에 묻혀 프라이팬에 구워 양파위에 올려놓고 3을 붓는다.

6. 올리브유를 프라이팬에 두르고 다진 마늘과 양파를 볶는다.
7. 6에 새우와 청주를 넣어 더 볶는다.
8. 새우가 살짝 익으면 토마토와 양송이를 비롯해 1~5의 재료를 넣고 같이 볶는다.
9. 8에 토마토 간 것과 육수를 넣고 끓인다.
10. 소금과 후추로 간을 하면 된다.

## 각기변과 진해 및 각기병에 좋은 현미차와 채소, 야채수프

◆ 효능

기침 멈춤, 진해, 조혈, 항암작용, 각기병, 변비해소, 뇌활성화, 노화예방, 고혈압, 이뇨작용, 당뇨병, 복막에 고인 물을 제거효과, 혈액과 혈관내 정화작용

### 현미차 만드는 법

◆ 재료
현미 1홉, 물 8홉

◆ 만드는 법
1. 현미를 프라이팬에 넣어 타지 않도록 볶는다.
2. 냄비에 물을 끓인 후 1을 넣어서 불을 끈다.
3. 5분간 우려낸 후 현미는 채로 받쳐 낸다.
4. 재탕은 물 8홉을 끓여서 5의 현미를 넣은 후 5분정도 끓인다.

## 야채수프만들기

◆ 재료

무 1/4개, 말린 무 잎 1/4개, 당근 1/2개, 우엉 1/4개, 건조시킨 표고버섯 1

◆ 만드는 법

1. 재료를 껍질 채 약간 크게 썬다.
2. 야채보다 3배의 물을 유리냄비에 붓는다.
3. 끓었으면 약한 불로 1시간정도 더 끓인다.
4. 찌꺼기를 건져낸다.

※ 보관도 유리병이나 유리그릇에 하는 것을 잊지 말아야 한다.